だいわ文庫

子どもに「買ってはいけない」「買ってもいい」食品

渡辺雄二

大和書房

はじめに

子どもを育む食品が作られているか？

「子どもにだけは安全なものを食べさせたい」——これは子を持つ親の偽わらざる気持ちでしょう。子どもは成長過程にあり、成人してからも長い人生を生き抜いていかなければなりません。その基礎は子ども時代に作られます。いうまでもなく、子どもの体を形成するのは食べものであり、それだけ子どもにとって、日々口にする食品は重要なのです。

ところが、スーパーやコンビニなどで売られている食品を見ると、子どもにふさわしいものなのか、首をかしげざるを得ない製品がたくさんあります。たとえば、チョコレートやガム、スナック菓子などのお菓子。これらには安全性の不確かな合成甘味料が使われています。また、乳酸菌飲料や炭酸飲料、コーラ、ジュースなどの飲み物にも、同様な合成甘味料や危険性の高い合成保存料や着色料が使われています。

さらに、お弁当のおかずの定番と言えるウインナーソーセージやハムなどには、毒性の強い発色剤が使われており、しかも、これは発がん性のある物質に変化することが分かっているのです。

こうした危険性の高い食品添加物を子どもが毎日摂《と》っていたらどうなるでしょうか？ おそらくがんになるリスクが高まることは間違いないでしょう。がんは、一般に10～20年くらいかけてできるといわれていますので、大人になってからそれが現れてくる可能性があります。ですから、できるだけ危険性の高い添加物を含む食品を避けることが重要なのです。

本来子どもが好んで食べるような食品は、子どもの体を育むようなものでなければならないはずです。ところが、食品を製造している各企業には、そうした視点はほとんど見受けられません。とにかく「売れればいい」という発想で食品が作られています。そのため、安全性の不確かな添加物が、安易に数多くの食品に使われているのです。

添加物の安全性は保証されていない

現在、市販されている食品は、子どもが好む食品も含めてすべて二種類の原材料で製造されています。一つは、米、小麦粉、大豆、野菜類、果物類、海藻類、砂糖、塩、しょうゆなどの食品原料です。そしてもう一つが、着色料、香料、甘味料、保存料などの添加物です。

食品原料は、これまでの人間の長い食の歴史によって、安全と判断されたもので、みんなが安心して食べることができるものです。一方、添加物はそうではありません。それが一般に使われるようになったのは第二次世界大戦後であり、実は安全かどうかよく分からないまま使われている状況なのです。

厚生労働省では、使用を認可した添加物について、「安全性に問題はない」と言っていますが、添加物の安全性は人間では確認されていません。すべてネズミやウサギ、イヌなどの動物実験によって調べられているにすぎないのです。ですから、人間にとって本当に安全なのかは分かっていないのです。

しかも、動物実験で一定の毒性が認められたにもかかわらず、添加物として使用が認められているものが少なくないのです。たとえば、赤色2号（赤2）という合成着色料は、アメリカでは、動物実験の結果、「発がん性の疑いが強い」という理由で使用が禁止されました。ところが、日本では今も使用が認められ、業務用かき氷シロップなどに使われているのです。

このほかにも、動物実験で発がん性や催奇形性（胎児に障害をもたらす毒性）が認められているにもかかわらず、使用されているものが実際にはたくさんあるのです。

明らかになってきた添加物の害

今や日本人の4人に1人以上ががんで死亡しているというのは紛れもない事実です。

しかも、2人に1人ががんを発病しているという状況ですが、このことと添加物は深くかかわっており、最近になってそれが明らかになってきました。

2015年10月、世界保健機関（WHO）の国際がん研究機関（IARC）は、「ハムやソーセージなどの加工肉を1日に50g食べると、大腸がんになるリスクが18％高まる」というショッキングな発表を行いました。これらの加工肉製品には、発色剤の亜硝酸Na（ナトリウム）が添加されていますが、これは発がん性物質に変わることが分かっており、それが大腸がんの原因になっていると考えられます。

また、日本の国立がん研究センターの調査では、明太子やたらこなどの塩蔵魚卵を毎日食べている人は、胃がんになる確率が明らかに高まることが分かっています。その原因はこれらに添加されている発色剤の亜硝酸Naや合成着色料と考えられるのです。

さらに、お菓子や飲み物、パンやカレールゥなど様々な食品に低カロリーやゼロカロリーの合成甘味料が盛んに使われていますが、2017年4月にアメリカのボストン大学の研究グループが、「合成甘味料を含むダイエット飲料を飲む習慣のある人は、飲まない人に比べて脳卒中や認知症になる確率が高まる」と発表しました。これは、マサチューセッツ州のある町で住民約4400人の食生活と病気との関係を分析して分かったものです。

こうした状況の中で私たち消費者ができることは、危険性の高い添加物を含む製品を拒否し、添加物を含まない製品、あるいは安全性の高い添加物のみを含む製品を選択するということでしょう。

とくに成長期にある子どもが食べる食品については、いっそうの注意が必要です。あまり神経質になるのもよくはありませんが、一定の注意はしなければなりません。本書がそのお役に立つことを切に願っております。

子どもに「買ってはいけない」「買ってもいい」食品◉もくじ

第3章 子どもに「買ってもいい」食品

第4章 「子どもの食品」について正しい知識を知っておこう

×……買ってはいけない食品

・危険性の高い添加物を含んだ食品
・あまりにも多くの添加物を含んでいるため、口内や胃などに刺激感をもたらし、不快な症状を起こす心配のある食品
・刺激性の強い香料が使われているため、人によっては気分が悪くなる心配のある食品

○……買ってもいい食品

・添加物を使っていない食品
・安全性の高い添加物が1～3品目程度使われている食品

△……買ってはいけない食品と買ってもいい食品の中間

・本文を読んで、「いけない」か「いい」か、ご自分で判断してみて下さい

なお、本書に出てくる実験データは、主に『第7版　食品添加物公定書解説書』（廣川書店）、『既存天然添加物の安全性評価に関する調査研究』（日本食品添加物協会）、『天然添加物の安全性に関する文献調査』（東京都生活文化局）、『第3版および第4版食品添加物の実際知識』（東洋経済新報社）、『アセスルファムカリウムの指定について』『スクラロースの指定について』（厚生労働省行政情報）、『がんになる人 ならない人』（津金昌一郎著、講談社）、『IARC Monographs evaluate consumption of red meat and processed meat』（WHO PRESS RELEASE No240）、『Sugar-and Artificially Sweetened Beverages and the Risks of Incident Stroke and Dementia: A Prospective Cohort Study』（Stroke. published online April,20,2017）などを参考にしています。

第1章

子どもに「買ってはいけない」食品

✕ シャウエッセン

◉日本ハム

国際がん研究機関が大腸がんへのリスクを警告

お弁当のおかずの大定番といえるウインナーソーセージですが、「シャウエッセン」など大手の製品は使わないほうがよいでしょう。なぜなら、がんになるリスクが高まるからです。

世界保健機関（WHO）の国際がん研究機関（IARC）は、2015年10月、「ハムやソーセージなどの加工肉を1日に50g食べると、大腸がんになるリスクが18%高まる」というショッキングな発表を行いました。もっとたくさん食べれば、さらに大腸がんになるリスクは高まることになります。これは、全世界の約800の論文を分析した結論だといいます。

ウインナーソーセージの原材料は豚肉ですが、豚肉にはミオグロビンなどの赤い色素が含まれていて、それは時間が経つと酸化して黒っぽくなります。それを防ぐために、市販のウインナーソーセージには発色剤の亜硝酸Na（ナトリウム）が添加されています。亜硝酸Naは反応性が高く、ミオグロビンなどと反応して赤い色素を作って黒ずみ防ぐのです。

　ところが亜硝酸Naは、肉に多く含まれるアミンという物質とも反応して、ニトロソアミン類という物質に変化します。実はこの物質には強い発がん性があるのです。ニトロソアミン類は、酸性状態の胃の中でできやすく、さらに加工肉自体にもニトロソアミン類が含まれていることがあります。したがって、ウインナーソーセージなどの加工肉を毎日食べていると、ニトロソアミン類の影響によって、がんが発生しやすくなると考えられるのです。

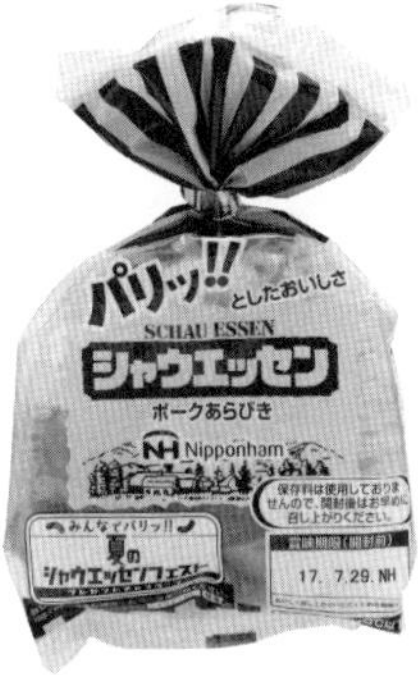

★食品原料 豚肉、豚脂肪、糖類(水あめ、ぶどう糖、砂糖)、食塩、香辛料

★添加物 リン酸塩(Na)、調味料(アミノ酸)、酸化防止剤(ビタミンC)、発色剤(亜硝酸Na)

★アレルギー表示 一部に豚肉を含む

★栄養成分 (100gあたり)エネルギー325kcal、たんぱく質12.4g、脂質29.3g、炭水化物2.9g、食塩相当量1.9g

✕ 朝のフレッシュロースハム

●伊藤ハム

酸化防止剤では防ぎきれない発がん性の疑い

ハムもお弁当のおかずによく使われる食品です。さらにサンドイッチにもよく使われています。しかし、ウインナーソーセージと同様に発色剤の亜硝酸Naが添加されているので、同様な危険性があるのです。

そもそも亜硝酸Naは毒性がとても強いのです。これまでの中毒事故から算出されたヒトの致死量は、0・18〜2・5gと非常に少量です。ちなみに、猛毒として知られる青酸カリ（シアン化カリウム）の致死量は0・15gです。そのため、ハムなどに一定量以上含まれると中毒を起こすので、添加量が厳しく制限されています。

しかし、制限されているとはいえ、これほど毒性が強い化学物質を食品に混ぜること自体が問題なのです。

さらに前述のように亜硝酸Naは、食肉に含まれるアミンと反応して、発がん性のあるニトロソアミン類に変化するという危険性があります。ニトロソアミン類は10種類以上知られていて、いずれも動物実験で発がん性が認められているのです。

中でも代表的なN－ニトロソジメチルアミンの発がん性はひじょうに強く、わずか0・0001～0・0005％をえさや飲料水に混ぜてラットにあたえた実験では、肝臓や腎臓にがんの発生が認められているのです。

ハムやウインナーソーセージなどには酸化防止剤のビタミンCが添加されていますが、実はニトロソアミン類の発生を防ぐためなのです。ビタミンCには抗酸化作用があり、亜硝酸Naとアミンが結合するのを防ぐからです。しかし、十分に防ぐことはできないのです。

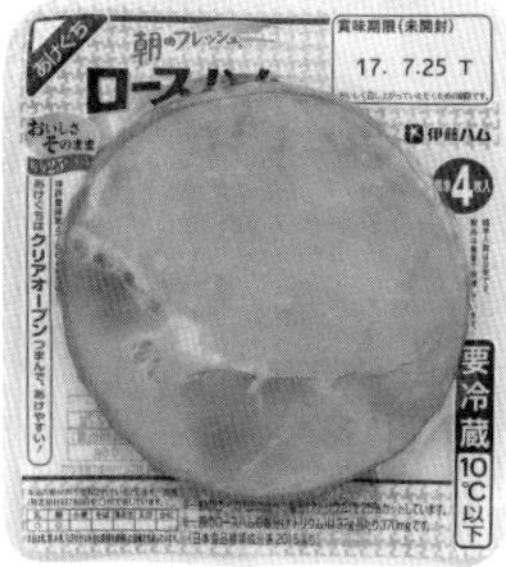

★食品原料 豚ロース肉、糖類（水あめ、砂糖）、卵たん白、植物性たん白、食塩、乳たん白、ポークエキス調味料

★添加物 調味料（有機酸等）、リン酸塩(Na)、増粘多糖類、ガゼインNa、酸化防止剤(ビタミンC)、発色剤(亜硝酸Na)、コチニール色素、香辛料抽出物

★アレルギー表示
原材料の一部に卵、乳成分、大豆を含む

★栄養成分（1パック37gあたり）エネルギー43kcal、たんぱく質6.3g、脂質1.1g、炭水化物2.0g、食塩相当量1.1g

厚切りベーコン

◉丸大食品

がんリスク以外にも重大な問題を抱えている

ベーコンもハムと同様にお弁当によく使われる食材です。そのまま炒めたり、あるいは野菜と一緒に炒めたりして、おかずにしている人も少なくないでしょう。

ベーコンも原料は豚肉であり、亜硝酸Naが使われているため、ハムと同様な危険性があります。胃の中で発がん性のあるニトロソアミン類ができる可能性があるほか、製品自体にすでにニトロソアミン類ができている可能性もあります。

市販の食肉製品からはしばしばニトロソアミン類が検出されているのです（泉邦彦著『発がん物質事典』合同出版刊より）。

さらに、「厚切りベーコン」にはリン酸塩（Na）が使われていますが、これはポリリン酸ナトリウムとピロリン酸ナトリウムの簡略名です。肉類の組織の結着力や伸展性を高めるために添加されています。

しかし、ポリリン酸ナトリウムを3％含むえさをラットに24週間食べさせた実験では、腎臓結石ができました。ピロリン酸ナトリウムを1％含むえさをラットに16週間食べさせた実験では、腎障害（石灰化、変性、壊死）が見られました。

また、リン酸塩を多く摂りすぎるとカルシウムの吸収が悪くなって、骨がもろくなる心配があります。

ベーコンもハムも、そしてウインナーソーセージもお弁当のおかずの定番といえますが、亜硝酸Na入りの製品は使わないようにしてください。

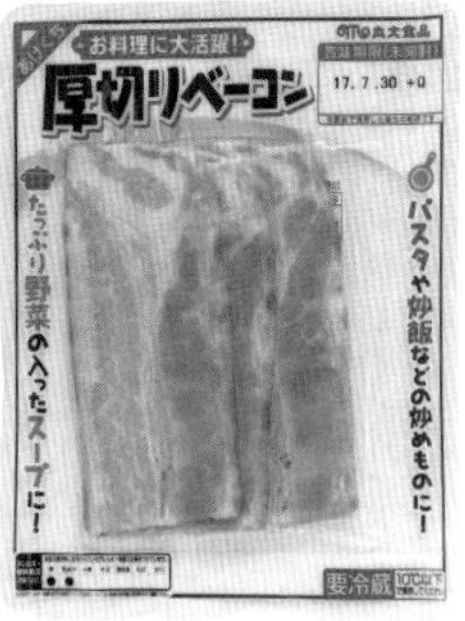

★食品原料 豚ばら肉、還元水あめ、卵たん白、食塩、植物性たん白、たん白加水分解物、ぶどう糖、酵母エキス

★添加物 リン酸塩（Na）、増粘多糖類、調味料（アミノ酸等）、くん液、酸化防止剤（ビタミンC）、発色剤（亜硝酸Na）、カルミン酸色素

★アレルギー表示
一部に卵、乳成分、大豆、豚肉を含む

★栄養成分（1パック62gあたり）エネルギー120kcal、たんぱく質8.2g、脂質8.7g、炭水化物2.2g、食塩相当量1.4g

丸善ホモソーセージ

◉丸善

外国では禁止された合成着色料が使われている

ウインナーソーセージやハムなどと同様にお弁当におかずとして使われている魚肉ソーセージ。魚肉が持つ独特のうま味があり、太くて食べごたえがあるのが特徴と言えるでしょう。

魚肉ソーセージの主な原料はたらやほっけなどの白身の魚であり、豚肉と違って黒ずみにくいため、発色剤の亜硝酸Naは使われていません。ところが、一部の魚肉ソーセージには、淡い赤色に着色するために、合成着色料の一種であるタール色素の赤色106号が使われている製品があり、「丸善ホモソーセージ」もそうです。

現在、タール色素は、赤色102号、赤色106号、黄色5号など全部で12品目が食品添加物として使用が認められています。しかし、いずれもアゾ結合やキサンテン結合などの独特の化学構造をもっており、こうした化学物質は発がん性や催奇形性（胎児に障害をもたらす毒性）の疑いがあるのです。

赤色106号の場合、動物実験では肝臓に吸収され、胆汁に濃縮されるので、それらの臓器への影響が心配されます。また、細菌を突然変異させたり、染色体を切断することがわかっています。これは人間の細胞の遺伝子に作用して、がん化させる可能性があるということです。そのため諸外国では、発がん性の疑いが持たれ、使用がほとんど認められていません。

また、赤色102号、黄色4号などのタール色素はアレルギーの一種の蕁麻疹《じんましん》を起こすことが知られており、皮膚科医の間では警戒されています。赤色106号も、蕁麻疹などのアレルギーを起こす心配があります。

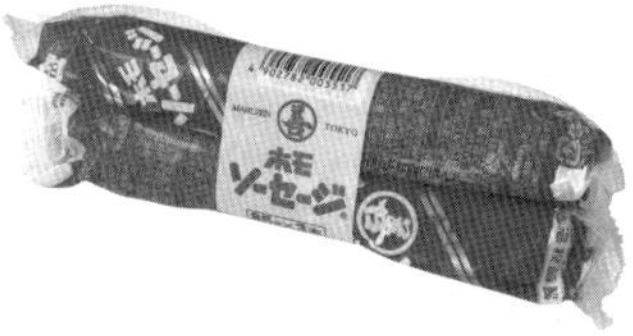

★食品原料 魚肉（たら、ひめじ、まぐろ、その他）、結着材料（ペースト状小麦たん白、でん粉、ゼラチン、粉末状大豆たん白）、豚脂、砂糖、食塩、香味調味料、魚介エキス、野菜エキス

★添加物 加工デンプン、調味料（アミノ酸等）、スモークフレーバー、香辛料抽出物、赤色106号

★アレルギー表示
一部に小麦、大豆、豚肉、ゼラチンを含む

★栄養成分（1本80gあたり）エネルギー130kcal、たんぱく質8.2g、脂質5.7g、炭水化物10.8g、食塩相当量1.5g

✕ かねふく たらこ

●かねふく

塩蔵魚卵の食品で胃がん発生率が2倍以上に！

お弁当のおかずによく使われる焼きたらこですが、たらこと胃がんとの関係について、とても興味深いデータがあります。それは、国立がん研究センター「がん予防・検診研究センター」の津金昌一郎センター長らが行なった疫学調査です。同センター長らは、40～59歳の男性約2万人について、約10年間の追跡調査を行ないました。その結果、食塩摂取量の多い男性ほど胃がんの発生リスクが高いことが分かり、とくにたらこ、明太子、いくらなどの塩蔵魚卵を頻繁に食べている人ほど発生リスクが高かったのです。

この調査では、塩蔵魚卵を「ほとんど食べない」「週1～2回」「週3～4日」「ほとんど毎日」に分類し、それぞれのグループの胃がん発生率を調べました。その結果、「ほとんど食べない」人の胃がん発生率を1とすると、「週1～2日」が1・58倍、「週3～4日」が2・18倍、そして「ほとんど毎日」は2・44倍にも達していたのです。つまり、塩蔵魚卵をたくさん食べている人ほど発生率が高くなるという比例関係になっており、塩蔵魚卵が胃がんの発生率を高めているということはほぼ間違いないということなのです。

津金センター長によると、高濃度の塩分によって胃の粘膜が荒れてしまい、それを修復する際に何らかの発がん性物質が作用したため、がんが発生するのでいないかということです。その発がん性物質とは、塩蔵魚卵に発色剤として使われている亜硝酸Naが、魚卵に多く含まれアミンと結合してできるニトロソアミン類と考えられます。さらに、着色に使われている黄5や赤106などのタール色素がそれを助長していると考えられるのです。

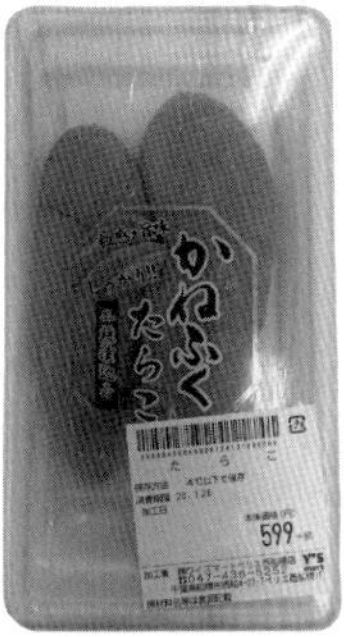

★食品原料 すけとうだらの卵(米国又はロシア)、食塩、醸造調味料、果糖ぶどう糖液糖、かつお節エキス

★添加物 調味料(アミノ酸等)、酸化防止剤(ビタミンC)、酵素、発色剤(亜硝酸Na)、着色料(黄5、赤106)

★アレルギー表示
一部に小麦、大豆、ゼラチンを含む

★栄養成分 (100gあたり)エネルギー101kcal、たんぱく質17.1g、脂質0.3g、炭水化物7.4g、食塩相当量5.1g

ZERO（ゼロ）

◉ロッテ

脳腫瘍や白血病、リンパ腫との関連が心配

パッケージには大きく「砂糖ゼロ・糖類ゼロ」と表示されています。つまり、砂糖などの糖類が使われていないということです。その代わりに使われているのが、合成甘味料のアスパルテームとスクラロース（次の「うまい棒」を参照）ですが、これらが添加された製品はＮＧです。

アスパルテームは、アミノ酸の一種のＬ-フェニルアラニンとアスパラギン酸、そして劇物のメチルアルコールを結合させて作ったもので、砂糖の１８０～２２０倍の甘味があります。１９６５年にアメリカのサール社によって、開発されました。

アメリカでは１９８１年に使用が認められましたが、アスパルテームを摂った人たちから、頭痛やめまい、不眠、視力・味覚障害などを起こしたという苦情が寄せられました。体内で分解して、劇物のメチルアルコールができたためと考えられています。

また、１９９０年代後半には、アメリカの複数の研究者によって、アスパルテームが脳腫瘍を起こす可能性があることが指摘されました。

さらに、2005年にイタリアで行なわれた動物実験では、アスパルテームによって白血病やリンパ腫が発生することが認められ、人間が食品からとっている量に近い量でも異常が観察されました。

なお、アスパルテームには必ず「L－フェニルアラニン化合物」という言葉が添えられていますが、これには理由があります。フェニルケトン尿症（アミノ酸の一種のL－フェニルアラニンをうまく代謝できない体質）の子どもがとると、脳に障害が起こる可能性があります。そのため、注意喚起の意味でこの言葉が必ず併記されているのです。

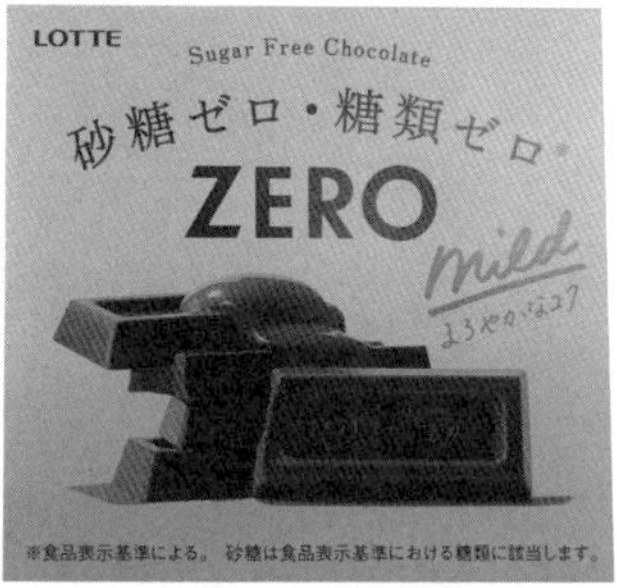

★食品原料 カカオマス、マルチトール、乳等を主要原料とする食品（食物繊維、バター、分離乳たんぱく）、植物油脂、ラクチトール、ココアバター、ミルクペースト、食塩、カカオエキス、大豆胚芽エキス

★添加物 乳化剤、香料、甘味料（アスパルテーム・L-フェニルアラニン化合物、スクラロース）、ビタミンP

★アレルギー表示 乳成分、大豆

★栄養成分 （1本10gあたり）エネルギー48kcal、たんぱく質0.8g、脂質4.0g、炭水化物5.0g、食塩相当量0.012g

うまい棒 チーズ味

◉やおきん
財布にはやさしいが、体にはきつい

1本10円（税込み）という安さで子どもたちに大人気の「うまい棒」ですが、残念ながらおススメできません。チーズ味やめんたい味、コーンポタージュ味などたくさんの種類がありますが、そのほとんどに合成甘味料のスクラロースが添加されているからです。

スクラロースは、ショ糖（スクロース）の三つの水酸基（-OH）を塩素（Cl）に置き換えたもので、砂糖の約600倍の甘味があります。しかし、悪名高い「有機塩素化合物」の一種なのです。有機塩素化合物は、農薬のDDTやBHC、地下水汚染を起こしているトリクロロエチレンやテトラクロロエチレン、猛毒のダイオキシンなど、すべてが毒性物質と言っても過言ではありません。ただし、スクラロースが、DDTやダイオキシンなどと同様な毒性を持っているというわけではありません。それでも、妊娠したウサギに体重1kgあたり0・7gのスクラロースを強制的に食べさせた実験では、下痢を起こして、それにともなう体重減少が見られ、死亡や流産が一部で見られています。

また、5%を含むえさをラットに食べさせた実験では、胸腺や脾臓のリンパ組織の委縮が認められました。さらに、脳にまで入り込むことが分かっているのです。

私はスクラロース入りの「うまい棒」を何度か口にしたことがありますが、渋いような苦いような変な甘さを感じました。さらに舌にしびれを感じ、それは長時間続いたのです。舌はセンサーの役目をしています。つまり、毒性があったり、腐敗していたりするものに対して、苦く感じたり、すっぱく感じたりするなどして、それらを拒否するようにコントロールしているのです。したがって、舌にしびれを感じるということは、それが体にとってよくないものであることを示しています。

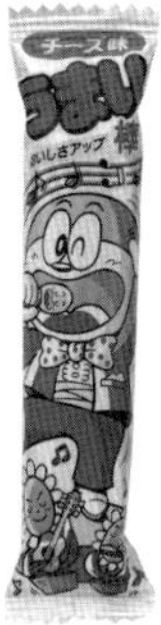

★食品原料 コーン（アメリカ、遺伝子組換えでない）、植物油脂、チーズパウダー、乳糖、クリーミングパウダー、乳製品、パン粉、砂糖、食塩、香辛料

★添加物 調味料（アミノ酸等）、香料、パプリカ色素、甘味料（スクラロース）、pH調整剤、乳化剤（大豆由来）、ターメリック色素

★アレルギー表示
一部に小麦、乳成分、大豆を含む

★栄養成分 （1本あたり）エネルギー43kcal、たんぱく質0.5g、脂質2.8g、炭水化物3.9g、食塩相当量0.1g

果汁グミ ぶどう

◉明治

強烈な合成香料が味にも影響している?

グミは、ゼラチンを加えることで、独特の噛みごたえを持たせるようにしたお菓子です。ぶどう味やレモン味など様々な種類が販売されていますが、香料が添加された製品が多く、人工的で刺激性の強いにおいのする製品が少なくありません。

明治の「果汁グミ ぶどう」はその典型で、封を切ると、プーンと鼻を突く人工的なにおいが漂ってきます。ブドウのにおいに似ていますが、接着剤が混じったような変なにおいです。人によっては気分が悪くなる心配があります。

香料は、合成が約160品目、天然が約600品目もあって、合成香料の中には毒性の強いものがあります。なかでもサリチル酸メチルは、2%含むえさをラットに食べさせた実験で、49週ですべてが死亡しました。ベンズアルデヒドは、マウスに1日に体重1kgあたり0・2～0・6gを週5日2年間投与した実験で、前胃の腫瘍発生率を増加させました。このほかフェノール類、イソチオシアン酸アリル、エーテル類なども毒性があります。

天然香料は、植物から抽出した香り成分がほとんどですが、なかには「オケラ」といった意味不明のものもあります。

「果汁グミ ぶどう」に使われている香料について、明治に問い合わせると、「合成香料を使っていますが、具体的な香料名については、企業秘密になっているので教えられません」という答えでした。

「果汁グミ ぶどう」を試しに口に入れて噛んでみると、香料が味にも影響しているのか、人工的な味して、口内の粘膜や舌に刺激を覚えました。子どもには食べさせないほうがよさそうです。

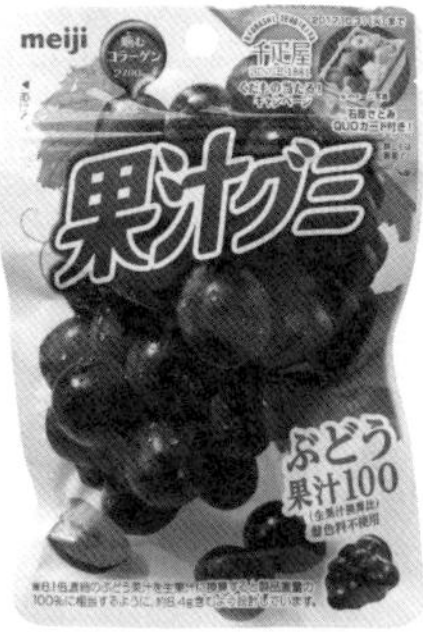

★食品原料 水あめ、砂糖、濃縮ぶどう果汁、ゼラチン、植物油脂、でん粉

★添加物 酸味料、ゲル化剤(ペクチン)、香料、光沢剤

★アレルギー表示 りんご、ゼラチン

★栄養成分 (1袋51gあたり)エネルギー167kcal、たんぱく質3.2g、脂質0g、炭水化物38.6g、食塩相当量0.03g

✕ キシリトールふ〜せんガムグレープ

◉ロッテ

そもそも子どもにガムはやめたほうがいい

かつてガムには糖類が使われていましたが、現在はほとんど使われていません。その代わりに使われているのが、アスパルテームやキシリトールなどの合成甘味料です。しかし、アスパルテームは、「ZERO」の項で詳しく述べたように危険性の高い添加物です。したがって、アスパルテーム入りのガムはNGです。

そもそもガムには根本的な問題があるのです。ガムには、必ず植物性樹脂や酢酸ビニル樹脂、エステルガムなどのガムベースが使われますが、酢酸ビニル樹脂には大きな問題点があります。

酢酸ビニル樹脂は、酢酸ビニルという化学物質をたくさん結合させて作られますが、その原料となる酢酸ビニルは、動物実験で発がん性のあることがわかっています。そして、実は酢酸ビニル樹脂には、その酢酸ビニルが残っている可能性があるのです。

そのため厚生労働省では、樹脂中に酢酸ビニルが5ppm（ppmは100万分の1を表す濃度の単位）以上残っていた場合、違反としています。しかし、5ppm未満ならガムベースとして使えるのです。

ガムベースの場合、表示は「ガムベース」という一括名が認められているので、具体名（物質名）は表示されません。したがって、酢酸ビニル樹脂が使われていても、消費者は分からないということです。

このほか、香料や軟化剤、光沢剤、着色料などガムには多くの添加物が使われているので、お子さんには食べさせないほうが賢明です。

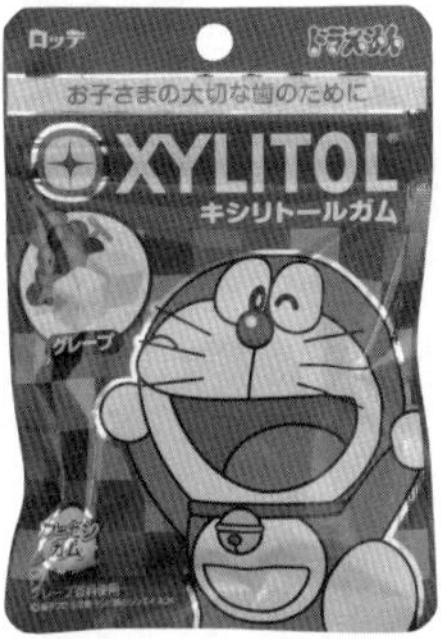

★食品原料 マルチトール、ゼラチン

★添加物 甘味料（キシリトール、アスパルテーム・L−フェニルアラニン化合物）、ガムベース、香料、増粘剤（アラビアガム）、リン酸一水素カルシウム、軟化剤、光沢剤、フクロノリ抽出物、ヘスペリジン、着色料（クチナシ、紅花赤）

★アレルギー表示 ゼラチン

★栄養成分 （10粒あたり）エネルギー42kcal、たんぱく質0g、脂質0g、炭水化物15.0g、食塩相当量0.003g

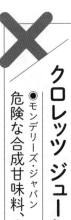

クロレッツ ジューシーポップソーダミント

◉モンデリーズ・ジャパン

危険な合成甘味料、合成着色料を使用

食品原料は「緑茶エキス」のみで、あとはすべて添加物です。しかも、安全性の疑わしい合成甘味料のアスパルテーム、アセスルファムK（カリウム）、合成着色料の青1（青色1号）が使われています。

アスパルテームについては、「ZERO」を参照してください。

アセスルファムKは、砂糖の約200倍の甘味があるとされる化学合成物質で、2000年に添加物としての使用が認可されました。しかし、イヌにアセスルファムKを0・3％と、3％含むえさを2年間食べさせた実験で、0・3％群ではリンパ球の減少が、そして3％群では肝臓障害の際に増えるGPTが増加し、さらにリンパ球の減少が認められたのです。

つまり、肝臓にダメージをあたえ、また免疫力を低下させる可能性があるということです。このほか、妊娠したラットにアセスルファムKを投与した実験では、胎児への移行が認められています。ですから、妊娠した女性が摂取した場合に、胎児に対して影響が出ないのか、心配されるのです。

アセスルファムKは体内で消化・分解されることなく吸収されて、肝臓を通過して血液とともに全身をグルグル巡り、腎臓に達します。アセスルファムKが添加された飲料や食品を毎日食べた場合、イヌの実験からも分かるように肝機能に障害が現れる可能性があります。また、体の防衛軍である免疫に悪影響がおよぶ可能性もあるのです。

青色1号はタール色素の一種で、2％または3％含む液1mlをラットに週1回、94～99週にわたって皮下注射したところ、76％以上にがんが発生しました。つまり、発がん性の疑いがあるということです。

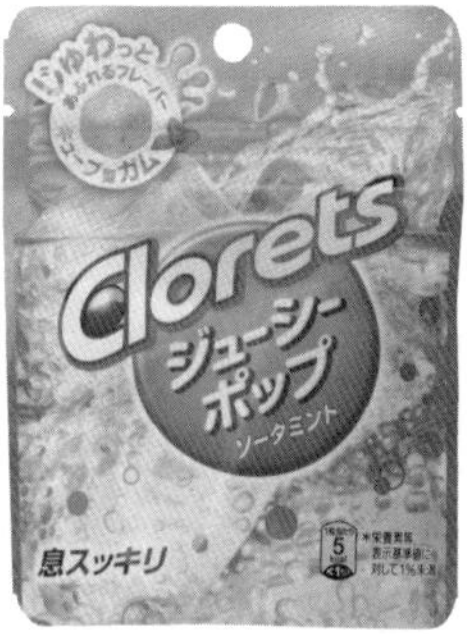

★食品原料 緑茶エキス（中国製造）

★添加物 甘味料（キシリトール、ソルビトール、アスパルテーム・L-フェニルアラニン化合物、アセスルファムK）、ガムベース、マンニトール、香料、アラビアガム、レシチン、着色料（スピルリナ色素、青1、銅葉緑素、ウコン色素）、酸味料

★アレルギー表示
一部に大豆・ゼラチンを含む

★栄養成分（1粒あたり）エネルギー5kcal、たんぱく質0.01g、脂質0.006g、炭水化物1.5g、食塩相当量0.0005g

ふしぎな？ ふ〜せんの実ガム

◉ロッテ
子どもが好きなガムに潜む危険性

最近のスーパーにはたいてい駄菓子コーナーがあって、そこには色とりどりのガム、ラムネ、グミなどが並べられていて、小さな子どもが親や祖父母に買ってくれるようにせがんでいる光景をよく見かけます。低価格でカラフルなものが多い駄菓子ですが、安全性の疑わしい合成甘味料や合成着色料が添加された製品が多いので要注意です。

この製品の場合、まず合成甘味料のスクラロースが添加されている点で、NGです。スクラロースについては、「うまい棒」で解説しましたが、有機塩素化合物の一種であり、体内で分解されず、しかも消化管から吸収されて血液に乗って全身を巡ります。いわば「人体汚染」を起こすような化学合成物質です。

また動物実験では、免疫力を低下させることが示唆されていますし、脳にまで入り込むことも分かっています。こうした添加物を子どもに食べさせるのは止めたほうがよいでしょう。

さらにこの製品には、全部で10種類もの添加物が使われています。ガムベースは、ガムの基材となるもので、合成のガムベースは10品目ほどありますが、中には安全性の疑わしいものもあります（「キシリトールふ〜せんガム グレープ」を参照）。

また、アラビアガムは、アラビアゴムノキまたは同じ種類の植物の分泌液を乾燥させた粘性のある多糖類です。急性毒性はきわめて弱いのですが、人間がアラビアガムを吸引した場合、喘息や鼻炎を起こすことがあるとされています。

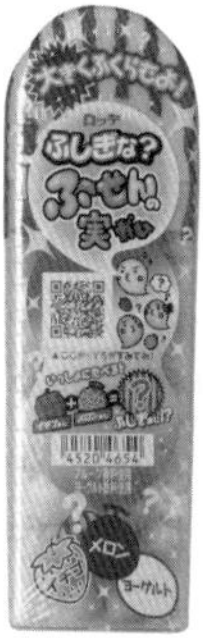

★食品原料 砂糖、ぶどう糖、水あめ、もち粉、ゼラチン、カカオ抽出物

★添加物 ガムベース、酸味料、軟化剤、香料、増粘剤（アラビアガム）、光沢剤、着色料（紅花黄、野菜色素、クチナシ）、甘味料（スクラロース）

★アレルギー表示 ゼラチン

★栄養成分（1パック35gあたり）エネルギー106kcal、たんぱく質0g、脂質0g、炭水化物26.6g、食塩相当量0.005g

実験スライムゼリー

●明治チューインガム

実験できても、食品としては…

まるで理科の実験をするかのように袋に入った三種類の粉と水を混ぜて、スライム状のゼリーを作り、それを食べるというものです。子どもたちにとっては楽しいのかもしれません。しかし、人工的で刺激的なソーダのにおいと青い色で、しかも安全性の疑わしい合成甘味料のスクラロースとアセスルファムＫが使われているので、ＮＧです。見るからに不気味で、「こんなものを子どもに食べさせていいはずがない」という思いを抱かざるを得ません。

スクラロースについては、「うまい棒」を参照してください。

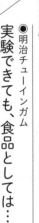

アセスルファムＫについては、「クロレッツ ジューシーポップソーダミント」で解説したように、砂糖の約２００倍の甘味があるとされる化学合成物質で、２０００年に添加物としての使用が認可されました。

しかし、イヌにアセスルファムＫを０・３％と、３％含むえさを2年間食べさせた実験で、０・３％群ではリンパ球の減少が、そして３％群では肝臓障害の際に増えるＧＰＴが増加し、さらにリンパ球の減少が認められたのです。

ところが、これらのデータは軽視され、使用が認められてしまったのです。アメリカなどの諸外国ではアセスルファムKの使用が認められていたため、貿易の際に非関税障壁とならないように厚生労働省は、早く認可したかったのでしょう。

スピルリナ青色素は、スピルリナの全藻より水で抽出して得られたもので、動物実験では、毒性はほとんど認められていません。ちなみに、スピルリナは、健康食品として利用されています。

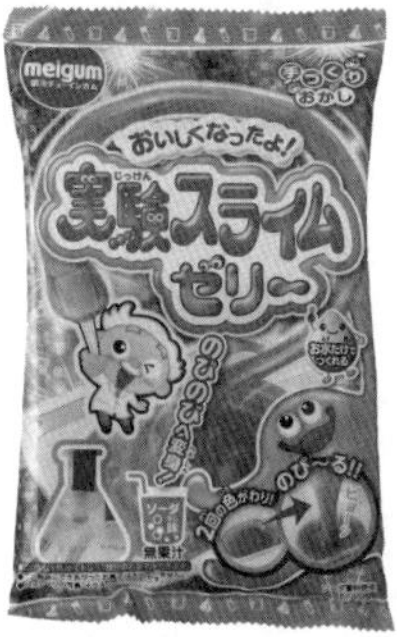

★食品原料 砂糖、でん粉、乳精たん白濃縮物、さつまいもパウダー

★添加物 増粘剤（加工でん粉、キサンタンガム）、酸味料、重曹、香料、甘味料（アセスルファムK、スクラロース）、スピルリナ青色素、L-アルギニン

★アレルギー表示 乳成分

★栄養成分（1袋20gあたり）エネルギー78kcal、たんぱく質0.2g、脂質0.0g、炭水化物19.3g、食塩相当量0.15g

まんまるラムネ

●ノーベル製菓

下痢、蕁麻疹、がん……危険な着色料が3種類も！

ラムネは駄菓子の一種で、子どもたちに根強い人気があります。通常は白い色をしていますが、この製品は、ピンクや黄、青、緑などいろいろな色のものがあります。

この色を出しているのは、タール色素の黄4（黄色4号）、青1（青色1号）、赤106（赤色106号）です。それらを組み合わせて、様々な色に着色しているのです。

タール色素については、［丸善ホモソーセージ］で述べましたが、全部で12品目が添加物としての使用が認められています。しかし、その化学構造や動物実験の結果から、すべて発がん性の疑いが持たれているのです。

黄4については、それを2％含むえさでラットを飼育した実験では、下痢が見られました。また黄4は、皮膚科医の間では蕁麻疹を起こす添加物として警戒されています。アレルギーを起こしやすいお子さんは要注意です。

青1については、それを含む液をラットに皮下注射した実験で、がんの発生が認められています。注射での実験とはいえ、発がん性の疑いがあるといえます。

赤106は、細菌を突然変異させたり、染色体を切断することがわかっています。これは人間の細胞の遺伝子に作用して、がん化させる可能性があるということです。そのため諸外国では、発がん性の疑いが持たれ、使用がほとんど認められていません。子どもが食べるこうしたお菓子にタール色素を使うことはやめてもらいたいものです。

ちなみに、ショ糖エステルは、正しくはショ糖脂肪酸エステルと言います。ショ糖と脂肪酸を結合させたもので、安全性は高いものです。

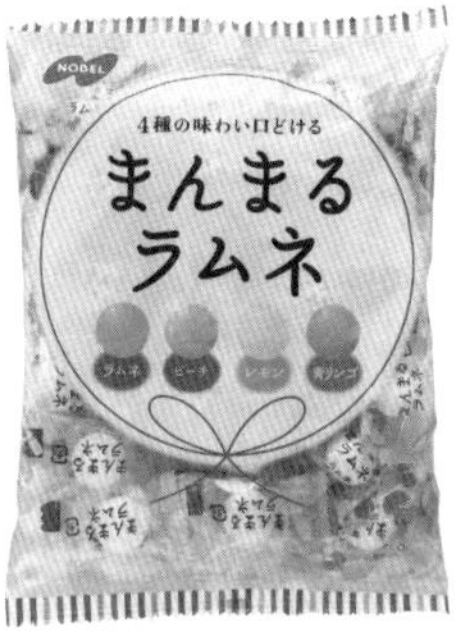

★食品原料 砂糖(国内製造)

★添加物 ショ糖エステル、酸味料、香料、着色料(黄4、青1、赤106)

★栄養成分 (1袋80gあたり) エネルギー324kcal、たんぱく質0g、脂質1.62g、炭水化物77.82g、食塩相当量0g

✕ 恵 ガセリ菌SP株ヨーグルト

●雪印メグミルク

本当に消費者の健康を考えている？

「内臓脂肪を減らす」という機能性表示食品です。カップには「届出表示：本品にはガセリ菌ＳＰ株が含まれるので、内臓脂肪を減らす機能があります」「機能性関与成分　ガセリ菌ＳＰ株」と表示されています。

この製品に含まれるのは、乳酸菌の一種のラクトバチルス・ガセリＳＢＴ２０５５株です。その「ガセリ」を製品名に使っているのです。

これは、雪印メグミルクが日本人の腸から分離・培養した乳酸菌で、生きたまま腸に届いて腸管内に定着して腸内環境を整え、さらに内臓脂肪を減らす作用があるといいます。同社ではこの菌を「ガセリ菌ＳＰ」と命名しています。ちなみに「ＳＰ」とは、「ＳｎｏｗＰｒｏｂｉｏｔｉｃｓ」の頭文字をとったものです。

最近では肥満気味の子どもが増えているので、「脂肪を減らせるなら」ということで食べさせている親御さんもいるでしょう。しかし、やめたほうが無難です。なぜなら、合成甘味料のスクラロースが添加されているからです。

「うまい棒」で述べたようにスクラロースは有機塩素化合物の一種であり、動物実験で免疫を低下させることが示唆されています。

また、香料に何が使われているのか分かりません。

本当に消費者の健康のことを考えて製品づくりを行っているのなら、スクラロースを添加するということはしないと思います。

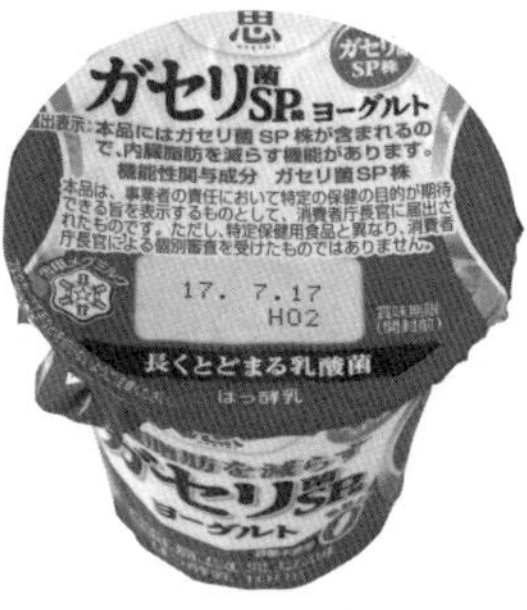

★食品原料 乳製品、乳たんぱく質、寒天

★添加物 香料、甘味料（スクラロース）

★栄養成分（1個100gあたり）エネルギー35kcal、たんぱく質3.7g、脂質0g、炭水化物4.8g、食塩相当量0.1g

明治プロビオヨーグルトR-1ブルーベリー脂肪0

◉明治

免疫力の向上と引き換えに危険な甘味料を摂取

「明治プロビオヨーグルトR－1」シリーズの一つです。

パッケージには「強さひきだす乳酸菌」と表示されていますが、これは「免疫力を高める」ということを婉曲的に言っているのです。「R－1」シリーズは、トクホ（特定保健用食品）でも機能表示食品でもありません。したがって、効果や機能をうたうことはできないので、こんな回りくどい表現になっているのです。

製品名のR－1とは、ブルガリア菌の一種のラクトバチルスブルガリクスOLL1073R－1（乳酸菌1073R－1）の最後のR－1をとったものです。明治によると、この菌は、特定の多糖体を作り出すため、それが免疫力を高めて、風邪やインフルエンザの感染を防ぐといいます。

同社では、山形県舟形町に住む健康な70〜80歳の57人と佐賀県有田町に住む健康な60歳以上の85名をそれぞれ2つの群に分け、一方の群には乳酸菌1073R－1を含むヨーグルトを1日90g、もう一方の群には牛乳を1日100ml飲んでもらいました。期間は、舟形町では8週間、有田町では12週間です。

その結果、牛乳を飲んだ群の風邪をひくリスクを1とすると、乳酸菌1073R－1入りヨーグルトを食べた群では、舟形町で0・29、有田町で0・44、平均で0・39と、ヨーグルトを食べた群のほうが明らかに低かったといいます。

そこで明治では、「強さひきだす乳酸菌」と銘打って、この菌を含むヨーグルトを売り出したのです。しかし、この製品には合成甘味料のスクラロースが使われています。

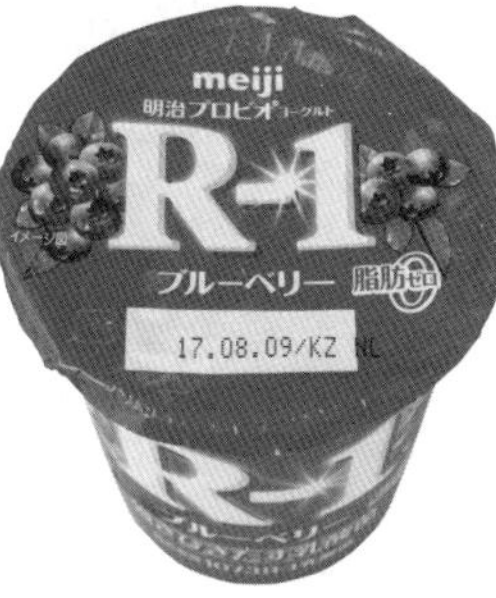

★食品原料 乳製品、ブルーベリー果肉、砂糖、ブルーベリー果汁、乳たんぱく質

★添加物 加工デンプン、酸味料、増粘多糖類、香料、甘味料（スクラロース）

★アレルギー表示 乳

★栄養成分（1個112gあたり）エネルギー76kcal、たんぱく質4.9g、脂質0g、炭水化物14.1g、食塩相当量0.17g

Newヤクルト カロリーハーフ

◉ヤクルト

舌にしたがえば子どもには買えないはず

「お腹の調子を整える」というトクホである「Ｎｅｗヤクルト」を、毎日お子さんに飲ませているという親御さんもいるでしょう。ただし、甘いので、糖類やカロリーの摂りすぎになるのではないか、という心配の声がありました。

実際には「Ｎｅｗヤクルト」１本（65ml）に含まれる糖質は11・５ｇであり、エネルギーは50ｋｃａｌなので決してカロリーが高いわけではありません。それでもかなり甘いので、そんなふうに感じる人が少なくなかったようです。

そこで登場したのが、「Ｎｅｗヤクルト カロリーハーフ」です。その名のとおり、「Ｎｅｗヤクルト」に比べて、糖質もカロリーも半分という製品です。ちなみに、１本（65ml）に含まれる糖質は５・６ｇであり、エネルギーは25ｋｃａｌです。

しかし、糖質の代わりに合成甘味料のスクラロースが使われているのです。私は「Ｎｅｗヤクルト カロリーハーフ」を口に入れたことがありますが、渋いような苦いような変な甘さを感じました。さらに舌にしびれを感じました。しかもそのしびれは長時間続いたのです。

通常の「Ｎｅｗヤクルト」を飲んだ際には、こうしたしびれを感じることはありません。したがって、それはスクラロースによって起こされているものと考えられます。「うまい棒」でも述べたように舌はいわばセンサーの役目をしています。つまり、毒性があったり、腐敗していたりするものに対して、苦く感じたり、すっぱく感じたりするなどして、それらを拒否するようにしているのです。したがって、舌をしびれさせるということは、体にとってよくないものであることを示しているといっていいでしょう。

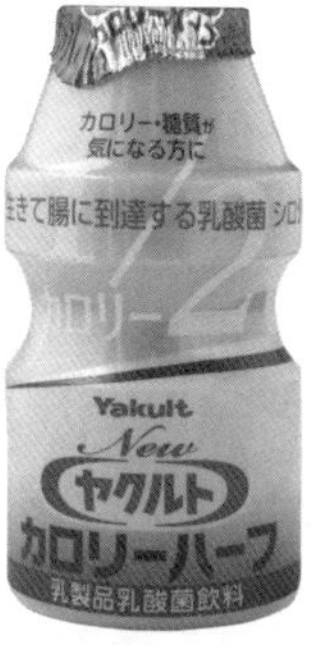

★食品原料 ぶどう糖果糖液糖、脱脂粉乳、還元水あめ

★添加物 安定剤（大豆多糖類）、香料、ビタミンC、甘味料（スクラロース）

★アレルギー表示 乳、大豆

★栄養成分 （1本65mlあたり）エネルギー25kcal、たんぱく質0.8g、脂質0.1g、炭水化物5.7g、食塩相当量0〜0.1g

ファンタ グレープ

◉コカ・コーラ カスタマーマーケティング

毒性の強い合成保存料入り

ロングセラーを続けている「ファンタ グレープ」ですが、子どもには飲ませないほうがよいでしょう。なぜなら、合成保存料の安息香酸Na（ナトリウム）が使われているからです。

安息香酸Naは毒性が強い添加物です。安息香酸Naを5％含むえさをラットに4週間食べさせた実験では、すべてが過敏状態、尿失禁、けいれんなどを起こして死んでしまいました。もちろん、「ファンタ グレープ」にはこんなにたくさんの量は添加されていませんが、体によくないことは間違いないでしょう。

また、安息香酸NaはビタミンCなどと化学反応を起こして、ベンゼンという化学物質に変化することがあります。ベンゼンは、人間に白血病をおこすことが明確にわかっている化学物質です。

日本消費者連盟が2007年に、「ファンタ グレープ」を検査したところ、ベンゼンが1ℓあたり1・7マイクログラム（マイクロは100万分の1）検出されました。微量ですが、飲み続けた場合の影響が心配されます。

このほか甘味料のステビアは、南米原産のキク科・ステビアの葉から抽出した甘味成分です。ＥＵ（欧州連合）委員会では、１９９９年、ステビアが体内で代謝してできる物質（ステビオール）が動物のオスの精巣に悪影響があり、繁殖毒性が認められたとの理由で、使用を認めないことを決めました。

その後、もう一度安全性について検討が行なわれ、同委員会は、２０１１年12月から、体重１kgあたり４mg以下の摂取に抑えるという条件付きで使用を認めました。

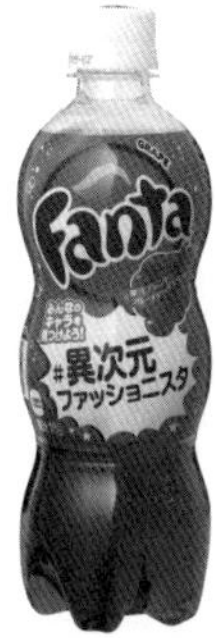

★食品原料 果糖ぶどう糖液糖、ぶどう果汁、ぶどうエキス

★添加物 炭酸、香料、酸味料、着色料（カラメル、アントシアニン）、保存料（安息香酸Na）、甘味料（ステビア）、ビタミンB_6

★栄養成分（100mlあたり）エネルギー40kcal、たんぱく質0g、脂質0g、炭水化物10g、食塩相当量0.01g

✕ カルピスソーダ

◉アサヒ飲料

製品づくりの原点に立ち返るべきでは?

ボトルには「ｓｉｎｃｅ１９７３」「乳酸菌と酵母、発酵がもつチカラ」と書かれています。つまり、この製品は１９７３年から発売されたもので、乳酸菌や酵母で乳を発酵させて作っている［カルピス］がベースになっているということでしょう。

［カルピス］といえば、私も子どもの頃時々飲んでいました。ほんのりした甘さと酸味、さらにほのかな香りがして、「とてもおいしくて、体にもよさそう」と感じてしまいました。ただし、値段が安くはなかったので、時々飲むという感じでしたが……。

しかし、［カルピス］と［カルピスソーダ］は、まったく似ても似つかない製品です。なぜなら、［カルピスソーダ］には合成甘味料のアスパルテームとアセスルファムＫが使われているからです。

［カルピス］の原材料は、「乳、砂糖、香料、大豆多糖類」で、ほんのりした甘味は砂糖によるものです。ところが、アスパルテームとアセスルファムＫは、砂糖の甘味とはまったく違います。苦味のあるような、鋭い変な甘味なのです。

それに何より、これまで何度も指摘しているようにアスパルテームとアセスルファムKには、さまざまな危険性が潜んでいるのです。

現在、「カルピス」や「カルピスソーダ」などを販売しているのはアサヒ飲料ですが、「カルピス」が作り始められた当時の原点に立ち返って、消費者にとってどんな飲み物が本当にふさわしいのかをもう一度よく考えてほしいと思います。

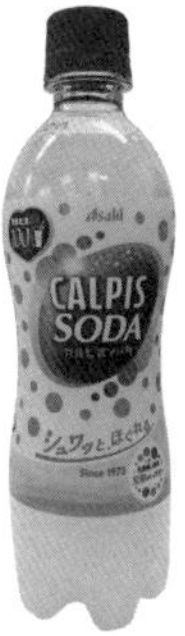

★食品原料 砂糖類（果糖ぶどう糖液糖、砂糖）、脱脂粉乳、乳酸菌飲料

★添加物 炭酸、香料、酸味料、安定剤（大豆多糖類）、甘味料（アスパルテーム・L-フェニルアラニン化合物、アセスルファムK）

★アレルギー表示 乳、大豆

★栄養成分（100mlあたり）エネルギー36kcal、たんぱく質0.2g、脂質0g、炭水化物8.9g、食塩相当量0.04g

✕ アクエリアス

◉コカ・コーラ カスタマーマーケティング

安全度ではライバル商品に負けている

「ポカリスエット」に対抗して売り出された製品ですが、それとの最大の違いは、合成甘味料のスクラロースを添加している点です。これを添加することによって、糖類の使用量を減らして、カロリーを低く抑えようという狙いのようです。しかし、スクラロース入りの製品は避けたほうがよいので、この製品もNGです。

スクラロースについては、「うまい棒」で詳しく述べましたが、有機塩素化合物の一種であり、免疫力を低下させる心配があります。

ところで、スクラロースなどの合成甘味料について、2017年4月、アメリカで興味深い研究成果が発表されました。

発表したのは、ボストン大学の研究グループです。同グループは、マサチューセッツ州のフラミンガムという町で住民の健康について継続的に調べているのですが、脳卒中について45歳以上の男女2888人、さらに認知症について60歳以上の男女1484人を対象に、食生活などを詳しく聞いた後、10年以内に脳卒中になった97人と認知症になった81人について分析しました。その結果、合成甘味料入りのダイエット飲料を1日に1回以上飲んでいた人は、まったく飲まない人より虚血性の脳卒中やアルツハイマー病（認知症の一種）になる確率が約3倍も高かったのです。

現在、アメリカや日本で広く飲料に使われている合成甘味料は、スクラロース、アスパルテーム、アセスルファムKですが、とくにスクラロースは動物実験で脳にまで入り込むことが分かっています。それが今回の結果と何らかの関係があるのかもしれません。

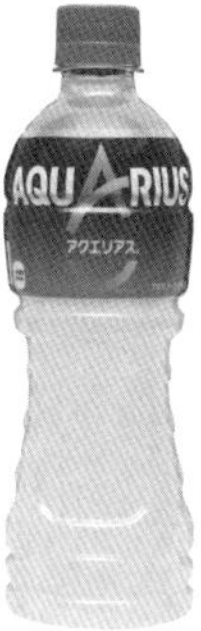

★食品原料 果糖ぶどう糖液糖、塩化Na

★添加物 クエン酸、香料、クエン酸Na、アルギニン、塩化K、硫酸Mg、乳酸Ca、酸化防止剤（ビタミンC）、甘味料（スクラロース）、イソロイシン、バリン、ロイシン

★栄養成分（100ml あたり）エネルギー19kcal、たんぱく質0g、脂質0g、炭水化物4.7g、食塩相当量0.1g

コカ・コーラ

◉コカ・コーラ カスタマーマーケティング

大人にもよくないが、子どもにはもっとよくない

ジャンクフードの代表格と言えるコーラですが、「コカ・コーラ」の独特の茶色いコーラ色は、カラメル色素によるものです。

カラメル色素は全部で四種類（カラメルⅠ、Ⅱ、Ⅲ、Ⅳ）がありますが、カラメルⅢとⅣには、原料にアンモニウム化合物が使われています。それが、色素を製造する際の熱処理によって化学変化を起こし、副産物として、発がん性のある4-メチルイミダゾールという物質ができてしまいます。

一方、カラメルⅠとⅡには、それは含まれておらず、それほど問題はありません。しかし、「カラメル色素」としか表示されないため、ⅠからⅣのどれが使われているのか分からない状態です。

ただし、「コカ・コーラ」の場合、4-メチルイミダゾールが含まれるカラメルⅢまたはカラメルⅣが使われていることが分かっています。したがって、子どもに飲ませるのはやめたほうがよいでしょう。

さらに、もう一つ問題点があります。それは、カフェインが添加されていることです。カフェインは天然添加物の一つで、コーヒー豆、あるいは茶葉から水または二酸化炭素で抽出し、分離・精製して得られたものです。

カフェインはアルカロイドの一種で、中枢神経を興奮させる作用を持ち、主に大脳皮質に働いて、感覚や精神機能を活発にし、眠気を覚まします。したがって、子どもがカフェインを摂取すると、神経が刺激されて、不眠などの問題を起こす心配があります。

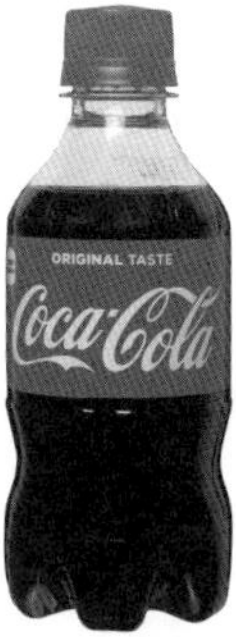

★食品原料 糖類（果糖ぶどう糖液糖、砂糖）

★添加物 炭酸、カラメル色素、酸味料、香料、カフェイン

★栄養成分（100mlあたり）エネルギー45kcal、たんぱく質0g、脂質0g、炭水化物11.3g、食塩相当量0g

リポビタンDキッズ

◉大正製薬

子どもに栄養ドリンクは必要か?

「元気を出したいときに飲んでいる」というお子さんもいるでしょう。この製品は、指定医薬部外品であるため、効能・効果を表示することができます。瓶には、「[効能]☆幼少児の発育期・偏食児・病中病後・発熱性消耗性疾患・食欲不振・栄養障害の場合の栄養補給☆虚弱体質☆滋養強壮」とあります。

成分は、ビタミンB_1やビタミンB_2などのビタミン類が多く、ほかにタウリンが1本に800mg含まれています。タウリンは、生体内のほとんどの組織に存在する含硫アミノ酸の中間体で、人間では、心筋、筋肉、脾臓、脳、肺、骨髄などに存在していますが、俗に「血中脂質を改善する」「肝機能を高める」「血圧を下げる」などと言われています。国立研究開発法人医薬基盤・健康・栄養研究所の『「健康食品」の安全性・有効性情報』によると、「タウリン摂取によりうっ血性心不全および肝炎に対して一部で有効性が示唆されているが、その他の有効性については十分な情報が見当たらない」といいます。

この製品には、合成甘味料のスクラロース、さらに合成保存料の安息香酸が添加物として使われています。スクラロースについては、「うまい棒」を参照してください。

安息香酸は、ビタミンCと化学反応を起こして、人間に白血病を起こすことが明らかになっているベンゼンに変化するという問題があります。実際に2006年3月にイギリスで、安息香酸とビタミンCが添加された飲料からベンゼンが検出されたため、製品を回収するという事件が発生しました。「リポビタンDキッズ」にはビタミンCは添加されていませんが、安息香酸とベンゼンの化学構造は似ており、他の成分の影響で安息香酸がベンゼンに変化する可能性がないとはいえません。

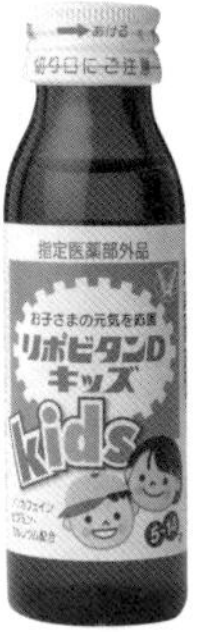

★添加物 白糖、ブドウ糖、スクラロース、クエン酸、クエン酸Na、pH調整剤、没食子酸プロピル、カラメル、安息香酸、香料、グリセリン、バニリン

★栄養成分（1本50mlあたり）タウリン800mg、チアミン硝化物（ビタミンB1）3mg、リボフラビンリン酸エステルナトリウム（ビタミンB2）3mg、ピリドキシン塩酸塩（ビタミンB6）6mg、グルコン酸カルシウム水和物450mg、ニコチン酸アミド20mg、カルニチン塩化物50mg

✕ モンスターエナジー

●モンスターエナジージャパン合同会社

ゲームをしながら飲む子どもが急増中

「エナジードリンク」という言葉の魔力によって、「飲むと元気が出そう」というイメージによって世界的に売れている不思議な飲み物です。缶には、「D－リボース＋L－アルギニン＋高麗人参＋L－カルニチン」と大きく表示されています。これらの成分が、「体にパワーを与える」ということを暗示しているのです。

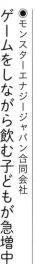

L－カルニチンはアミノ酸の一種で、動物の筋肉や肝臓に広く存在していますが、国立研究開発法人医薬基盤・健康・栄養研究所が公表している「『健康食品』の安全性・有効性情報」によると、L－カルニチンについては「俗に、『ダイエットに効果がある』『脂肪を燃やす』と言われているが、ヒトでの有効性については信頼できる十分なデータは見当たらない」とのことです。

またアルギニンについては、子どもにはあまり関係ありませんが、勃起不全に対する経口摂取での有効性が検討されており、勃起不全患者にL－アルギニンを1日5g摂取してもらったところ、性機能が自覚的に改善したという報告があるといいます。しかし

5g以下の用量では効果がなかったとのこと。「モンスターエナジー」1本（355ml）に含まれるL－アルギニンは、わずか0・44gなので、「性機能が自覚的に改善した」という5gには遠く及びません。

D－リボースは、細胞中のRNA（リボ核酸）を構成するものであり、エネルギー代謝を担っているATP（アデノシン三リン酸）の構成要素の一つです。しかし、D－リボースを摂取したからといって、それがすぐにATPになるわけではありません。

なお、この製品には合成甘味料のスクラロース（「うまい棒」参照）と合成保存料の安息香酸が添加されています。

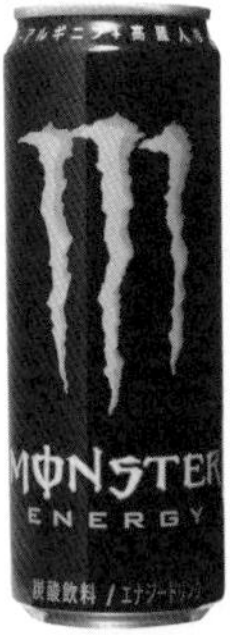

★食品原料 砂糖類（砂糖、ぶどう糖）、高麗人参根エキス、L-カルニチンL-酒石酸塩、塩化Na、ガラナ種子エキス

★添加物 クエン酸、炭酸、香料、クエン酸Na、甘味料（D-リボース、スクラロース）、L-アルギニン、保存料（安息香酸）、カフェイン、ナイアシン、着色料（アントシアニン）、イノシトール、ビタミンB_6、ビタミンB_2、ビタミンB_{12}

★栄養成分（100mlあたり）エネルギー50kcal、たんぱく質0g、脂質0g、炭水化物13g、食塩相当量0.2g

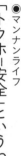

クラッシュタイプの蒟蒻畑ライトも味

●マンナンライフ

「トクホ＝安全」というわけではない典型例

「朝食代わりに飲んでいる」という人も少なくないゼリー飲料ですが、この製品は、「おなかの調子を整える」というトクホ（特定保健用食品）です。パッケージには、「難消化性デキストリンが含まれているのでおなかの調子を整えます」という許可表示があります。

デキストリンは、ぶどう糖がいくつも結合したもので、デンプンを酵素などで処理して得られるものです。そのなかの消化されにくいものが難消化性デキストリンであり、食物繊維の一種です。

難消化性デキストリンは、便を柔らかくして便通をよくする働きがあります。そのため、これを一定量含む食品は、容易にトクホに認められるのです。

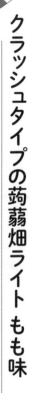

トクホということで一見体によさそうなですが、飲むのはやめたほうがよいでしょう。なぜなら、合成甘味料のスクラロースが使われているからです。

また、ゲル化剤は中身をゼリー状にするもので、増粘多糖類が使われています。樹液や海藻などから抽出した粘性のある多糖類で、30品目ほどあり、安全性の疑わしいものがいくつかあります。しかし、1品目を使った場合は具体名を表示することになっていますが、2品目以上の場合「増粘多糖類」という表示でよいので、何が使われているのかわかりません。

なお、エリスリトールは、ぶどう糖を酵母で発酵させて製造される糖アルコールで、食品に分類されています。甘味度は砂糖の70〜80%で、ほとんど消化されません。そのため、とりすぎると下痢をおこす心配があります。

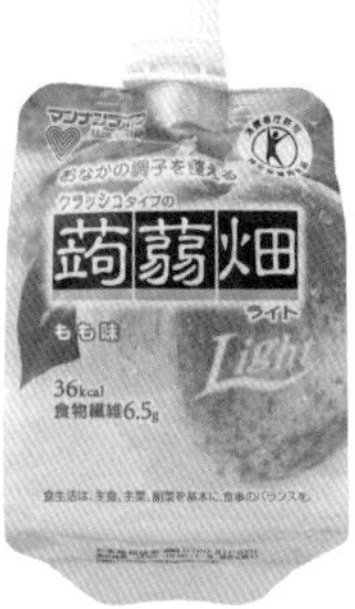

★食品原料 果糖ぶどう糖液糖(国内製造)、難消化性デキストリン、エリスリトール、もも果汁、洋酒、果糖、こんにゃく粉

★添加物 ゲル化剤(増粘多糖類)、酸味料、乳酸Ca、香料、甘味料(スクラロース)

★アレルギー表示 もも

★栄養成分 (1袋150gあたり)エネルギー36kcal、たんぱく質0g、脂質0g、糖質12.2g、食物繊維6.5g、食塩相当量0.12g

×パスコ 白い食卓ロール

◉敷島製パン

「余計なものはいれない」ではなかったのか？

主に飲み物やお菓子などに使われている合成甘味料のスクラロースですが、思わぬところにも使われていて、実はこの製品にも使われているのです。原材料名の中に、ほかの添加物に紛れて「スクラロース」の文字があます。

それにしても、なぜあえてスクラロースを使っているのか、その意図がよく分かりません。パンは小麦粉から作られているので、炭水化物をかなり含んでいます。したがって、ある程度のカロリーは必ずあります。スクラロースを使っても、全カロリーをそれほど低くはできないはずです。

それから、この製品には糖類が含まれていますから、それだけである程度の甘味はあるはずです。そこに、なぜ変な甘味をもつスクラロースをあえて加えるのか、不思議でなりません。

ちなみに、同社のロールパンの「パスコ 超熟ロール」や「パスコ 超熟ロールレーズン」には、スクラロースは使われていません。

同社は、「余計なものは入れない」というテレビCMで知られる食パンの「パスコ 超熟」を販売している会社です。この製品には、添加物は使われていません。つまり、一方では無添加を強調し、一方では、他のパンメーカーですらロールパンに使っていないスクラロースを添加しているのです。

どうも会社の一貫性が感じられません。今後もスクラロースを使い続けるのか、よく検討してもらいたいと思います。

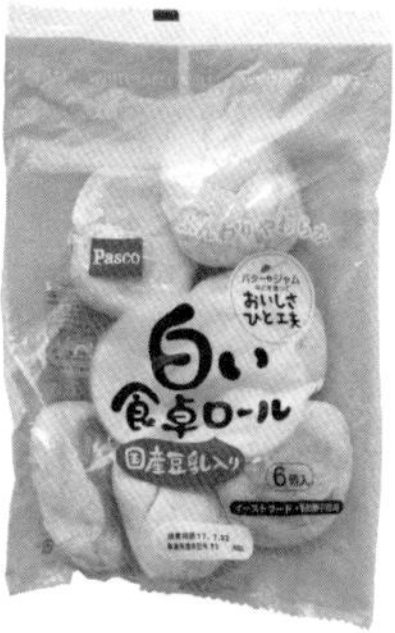

★食品原料 小麦粉(国内製造)、マーガリン、糖類、豆乳、パン酵母、加工油脂、乳等を主要原料とする食品、米粉、醸造酢、食塩、卵

★添加物 加工デンプン、増粘剤(アルギン酸エステル)、香料、甘味料(スクラロース)、酸化防止剤(ビタミンE)、着色料(カロチン)

★アレルギー表示 卵、小麦、乳成分、大豆

★栄養成分 (1個あたり)エネルギー91kcal、たんぱく質2.6g、脂質2.1g、炭水化物15.3g、食塩相当量0.2g

カップヌードル

●日清食品

15種類もの添加物は多すぎる

「「カップヌードル」が好き」というお子さんは多いと思いますが、いくつもの問題のある製品です。その一つは、添加物が多すぎることです。

加工でん粉や調味料（アミノ酸等）など全部で15種類も表示されています。これらがいっぺんに口から入ってくるわけですから、胃腸が敏感な人は、胃が張る、重苦しくなる、もたれる、鈍痛を感じるなどの胃部不快感におちいることがあるのです。

調味料（アミノ酸等）は、L－グルタミン酸Naをメインとしたものですが、大量に使われているので、人によっては、腸から吸収されて顔や腕に灼熱感を覚えたり、さらに動悸を覚えることもあります。

またカラメル色素は全部で4種類あって、そのうちの2種類には発がん性のある4－メチルイミダゾールが含まれています。しかし、「カラメル色素」としか表示されていないので、消費者にはどれが使われているのかわかりません。

次に問題なのは、めんを油で揚げてあることです。そのため、油が酸化して、有害な過酸化脂質ができています。ふたを開けるとプーンと鼻をつく油のにおいがするので、すでに過酸化脂質がある程度できていると考えられます。

過酸化脂質は有害物質で、ネズミやウサギに食べさせると成長が悪くなり、一定量を超えると死んでしまいます。人間の場合、胃痛や下痢を起こすことがあります。

さらに、ナトリウム（塩分）が多いことも問題です。食塩相当量にすると5・2gに達するので、食塩の摂りすぎになります。

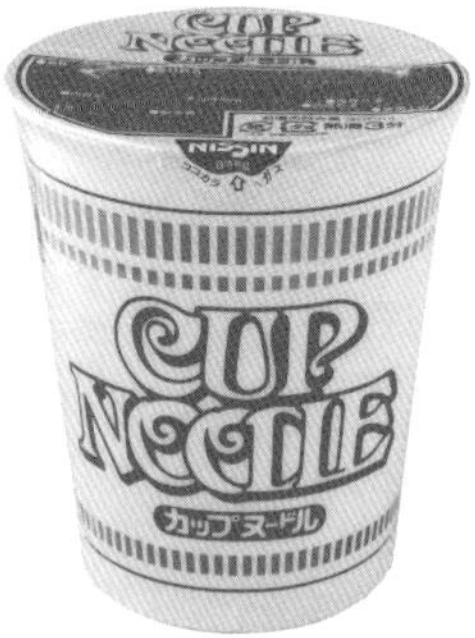

★食品原料 油揚げめん（小麦粉（国内製造）、植物油脂、食塩、チキンエキス、ポークエキス、しょうゆ、ポーク調味料、たん白加水分解物、香辛料）、かやく（味付豚ミンチ、味付卵、味付えび、味付豚肉、ねぎ）、スープ（糖類、粉末しょうゆ、食塩、香辛料、たん白加水分解物、香味調味料、ポーク調味料、メンマパウダー）

★添加物 加工でん粉、調味料（アミノ酸等）、炭酸Ca、カラメル色素、かんすい、増粘多糖類、カロチノイド色素、乳化剤、酸化防止剤（ビタミンE）、香辛料抽出物、くん液、香料、ビタミンB_2、ビタミンB_1、酸味料

★アレルギー表示 小麦、卵、乳成分、えび、豚肉、鶏肉、大豆、ごま

★栄養成分（1食78gあたり）エネルギー351kcal、たんぱく質10.5g、脂質14.6g、炭水化物44.5g、食塩相当量5.2g

チャルメラしょうゆ

◉明星食品

ロングセラー商品に潜む無数の問題点

インスタントラーメンの中でも人気があり、ロングセラーを続けている「チャルメラしょうゆ」ですが、「カップヌードル」と同様な問題があります。

まず、添加物が多いことです。加工でん粉や調味料（アミノ酸等）など全部で14種類が表示されます。ですから、人によっては胃部不快感を起こす心配があります。また調味料（アミノ酸等）によって、灼熱感や動悸などを覚える心配もあります。

とくに小さいお子さんの場合、まだ胃や腸が未発達なので、その影響を受けやすいと考えられます。

それから、この製品はしょうゆ味のため、発がん性物質を含む可能性のあるカラメル色素が使われています。

このほか、カロチノイド色素はクチナシ黄色素と考えられます。クチナシの実から抽出された黄色い色素で、めんの着色に使われています。しかし、ラットに体重1kgあたり0・8〜5gのクチナシ黄色素を食べさせた実験では、下痢を起こし、肝臓から出血し、肝細胞の変性と壊死が観察されました。クチナシ黄色素に含まれるゲニポサイドという物質が腸の中で変化して、これらの症状を引き起こしたと考えられています。ただし、この実験で投与されたクチナシ黄色素は、かなり大量です。

かんすいは、ラーメン独特の風味や色合いを出すために添加されているもので、炭酸ナトリウムや炭酸カリウムなど16品目のうちから1品目以上が使われます。全般的に毒性は低いのですが、多量に摂取した場合、胸やけを起こすことがあります。

さらに、麺が油で揚げられていて、食塩相当量が6・0gにも達します。

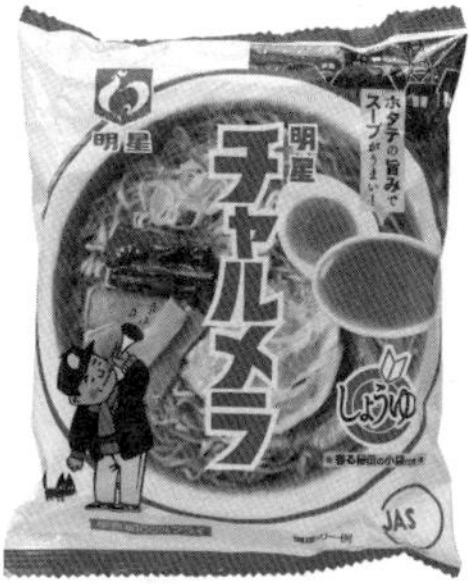

★食品原料 油揚げめん(小麦粉、植物油脂、食塩、乳たん白、しょうゆ、たん白加水分解物)、スープ(食塩、糖類、香味調味料、しょうゆ、貝エキス、香辛料、たん白加水分解物、でん粉、ねぎ、植物油脂、昆布粉末)

★添加物 加工デンプン、調味料(アミノ酸等)、炭酸カルシウム、カラメル色素、トレハロース、かんすい、増粘剤(タマリンドシードガム)、酸化防止剤(ビタミンE)、酸味料、カロチノイド色素、香料、微粒二酸化ケイ素、ビタミンB_2、ビタミンB_1

★アレルギー表示 小麦、卵、乳成分、えび、豚肉、鶏肉、さけ、さば、大豆、ゼラチン

★栄養成分 (1食97gあたり)エネルギー438kcal、たんぱく質8.4g、脂質18.5g、炭水化物60.7g、ナトリウム2.5g(食塩相当量6.0g)

こくまろカレー

◉ハウス食品

甘味料に加え着色料も不安あり

これまでスクラロースやアセスルファムKといった合成甘味料は主に飲み物やお菓子などに使われていたのですが、最近では、カレールゥなどの加工食品にも使われるようになりました。ですから、原材料をよくチェックして買わないと、そうした合成甘味料が添加された製品を知らずに買ってしまうことになるのです。

それにしても、カレールゥにこうしたゼロカロリー甘味料を使ったからといって、総カロリーがそれほど低くなるわけではないのですが、メーカー側は少しでもカロリーを低くすれば、売り上げアップにつながると考えているのでしょうか。

今やもっともポピュラーなカレールゥとなった「こくまろカレー」ですが、スクラロースが使われています。したがって、NGです。

それから、カラメル色素も使われています。カラメル色素については、「コカ・コーラ」でも述べましたが、全部で四種類（カラメルⅠ、Ⅱ、Ⅲ、Ⅳ）があり、カラメルⅢとⅣには、原料にアンモニウム化合物が使われています。それが、色素を製造する際の

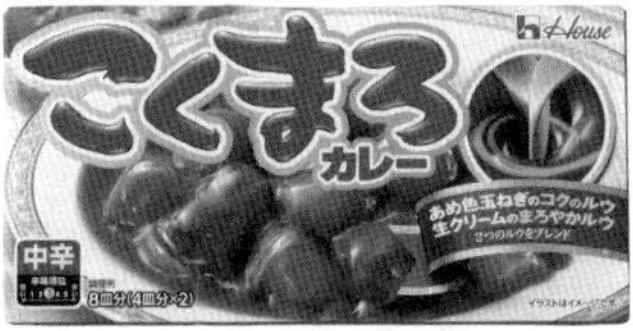

★食品原料
食用油脂（牛脂豚脂混合油（国内製造）、パーム油）、小麦粉、でんぷん、食塩、カレーパウダー、砂糖、ソテーカレーペースト、オニオンパウダー、玉ねぎ加工品、ごまペースト、デキストリン、香辛料、脱脂大豆、全粉乳、ガーリックパウダー、たん白加水分解物、酵母エキス加工品、ぶどう糖、ローストガーリックパウダー、チーズ加工品、濃縮生クリーム、香味野菜風味パウダー、酵母エキス、チーズパウダー

★添加物 調味料（アミノ酸等）、カラメル色素、乳化剤、酸味料、香料、甘味料（スクラロース）、香辛料抽出物

★アレルギー表示
乳成分、小麦、ごま、大豆

★栄養成分（1皿分〈製品17.5g〉あたり）エネルギー91kcal、たんぱく質1.0g、脂質6.5g、炭水化物7.2g、食塩相当量2.3g

熱処理によって化学変化を起こし、副産物として4－メチルイミダゾールという発がん性物質ができてしまうのです。

ただし、カラメルⅠとⅡには、それは含まれておらず、それほど問題はありません。しかし、「カラメル色素」としか表示されないため、ⅠからⅣのどれが使われているのか分かりません。ですから、消費者としては、「カラメル色素」と表示されたものはなるべく食べないほうがよいという選択をせざるを得ないのです。

トップバリュ
ゆでたパスタにまぜるだけカルボナーラ
◉イオン
具材のベーコンに発色剤が使われている

「ゆでたパスタにまぜるだけ」という製品名からも分かるように、ゆでたスパゲティに混ぜるだけで簡単にカルボナーラができるということで、お母さんにとっては有り難い製品だと思います。しかし、おススメできません。なぜなら、具材のメインはベーコンであり、それに発色剤の亜硝酸Naが添加されているからです。

［シャウエッセン］や［朝のフレッシュロースハム］のところでも書いたように、亜硝酸Naは豚肉に含まれるアミンという物質と化学反応を起こして、発がん性のあるニトロソアミン類に変化します。

この製品に含まれるベーコンは、一度加熱されていますが、それでも亜硝酸Naはベーコンの中に残っています。したがって、ニトロソアミン類ができる可能性は十分あるのです。また、ベーコン自体にすでにニトロソアミン類ができている可能性もあります。

また、カラメル色素は前述のように全部で四種類（カラメルⅠ、Ⅱ、Ⅲ、Ⅳ）がありますが、発がん性物質を含むものがあります。

なお、「乳等を主要原料とする食品」とは、乳脂肪に乳化剤や安定剤を加えたもの、あるいは乳脂肪の一部または全部を植物性脂肪に置き換えたものです。乳化剤や安定剤が使われた場合は、それがどんなものかによって安全性が左右されることになります。それらの添加物が最終食品に残留して効果を発揮する場合、添加物名を表示しなければなりません。

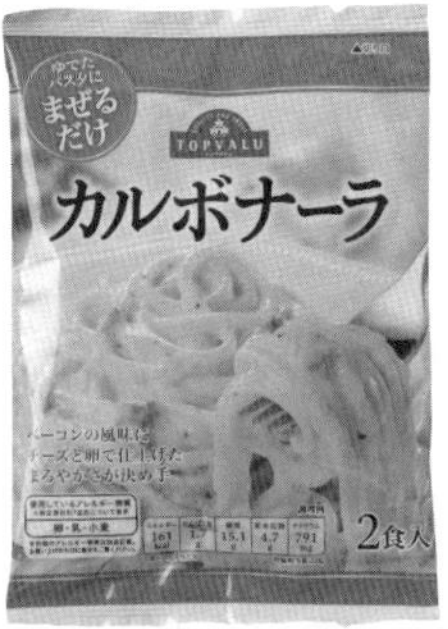

★食品原料 乳化油脂（乳成分・大豆を含む）、植物油脂（大豆を含む）、ベーコン（豚肉を含む）、砂糖、食塩、乳等を主要原料とする食品、チキンエキス（小麦を含む）、小麦粉、チーズ、コンソメ（小麦・大豆を含む）、チーズ加工品、黒こしょう、香味油（小麦・大豆・豚肉を含む）、卵黄加工品（卵を含む）

★添加物 調味料（アミノ酸等）、糊料（加工でん粉:小麦由来、キサンタン）、カロテノイド色素、酸味料、香料、発色剤（亜硝酸Na）、スモークフレーバー、香辛料抽出物、カラメル色素

★アレルギー表示「卵、乳、小麦、大豆、鶏肉、豚肉」の成分を含んだ原材料を使用しています

★栄養成分（1食70gあたり）エネルギー161kcal、たんぱく質1.7g、脂質15.1g、糖質4.5g、食物繊維0.2g、ナトリウム0.791g（食塩相当量2.0g）

リケンのノンオイル 青じそ

◉理研ビタミン

なぜあえて合成甘味料を入れたのか？

前に合成甘味料のスクラロースは、カレールゥなどの加工食品にも使われていると述べましたが、さらにドレッシングなどの調味料にも使われているのです。その代表格が「リケンのノンオイル 青じそ」です。

日本にドレッシングが普及した始めた当初は、植物油が入ったオイルタイプのものが主流でした。ところが、「脂肪の摂りすぎにつながる」という声が上がるようになって、ノンオイルタイプのドレッシングが売り出されました。その先駆けとなったのが、「リケンのノンオイル 青じそ」です。

油を含まないドレッシングということで消費者に受け入れられ、代表的なドレッシングとなったのです。

ところが、いつの頃からかこの製品に合成甘味料のスクラロースが使われるようになりました。おそらく、さらにカロリーを低くすることで、それをウリにしたかったのでしょう。

ちなみに、同じ「リケンのノンオイル」シリーズの「和風」や「中華ごま」、「イタリアン風バジル」には、スクラロースは使われていません。にもかかわらず、どうしてあえて「リケンのノンオイル 青じそ」にだけ、有機塩素化合物の一種であるスクラロースを使っているのか、理解に苦しみます。

ドレッシングの場合、それほど甘味を付ける必要はないはずなので、わざわざスクラロースを添加する必要はないでしょう。

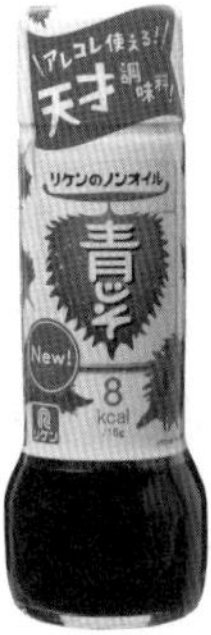

★食品原料
しょうゆ(国内製造)、醸造酢、糖類(果糖ぶどう糖液糖、水あめ、砂糖)、発酵調味料、たん白加水分解物、梅肉、ほたてエキス、りんご、レモン果汁、かつお節エキス、食塩、オニオンエキス、かつおエキス、青じそ

★添加物 調味料(アミノ酸等)、酸味料、香料、増粘剤(キサンタンガム)、甘味料(スクラロース)、香辛料抽出物、ビタミンB_1

★アレルギー表示
一部に小麦、大豆、鶏肉、豚肉、りんごを含む

★栄養成分 (大さじ約1杯15gあたり)エネルギー8kcal、たんぱく質0.5g、脂質0g、炭水化物1.4g、食塩相当量0.8g

マ・マー

ザ・パスタ ソテースパゲティ ナポリタン

◉日清フーズ

スパゲティよりも具材に問題がある

冷凍食品の代表格と言えるスパゲティですが、ある問題があります。それは、通常ハムやウインナーソーセージが入っていることで、この製品もそうです。ハムやウインナーソーセージには、発色剤の亜硝酸Naが添加されていて、加工調理されても、それらは残っています。ですから、ハムやウインナーソーセージ入りのスパゲティを食べると、亜硝酸Naも一緒に摂ってしまうことになり、ニトロソアミン類の脅威にさらされることになるのです。

もちろんスパゲティに入っているハムやウインナーソーセージはそれほど多くないので、摂取する亜硝酸Naも少量ですが、やはりお子さんにはそれらが入ったスパゲティは食べさせないほうがよいでしょう。

またこの製品には、ほかにカラメル色素も使われています。前述のようにカラメル色素はカラメルⅠ～Ⅳの四種類あって、カラメルⅠとカラメルⅡには、発がん性のある4－メチルイミダゾールは含まれておらず、それほど問題はありません。

ただし、カラメルⅢまたはカラメルⅣが使われている可能性もあります。それらには4－メチルイミダゾールが含まれています。

カラメル色素の場合、それが使われた製品が非常に多いので、「カラメル色素」と表示された製品をすべて避けるということはおそらく無理なのですが、できるだけ避けるように心がけたほうがよいと思います。

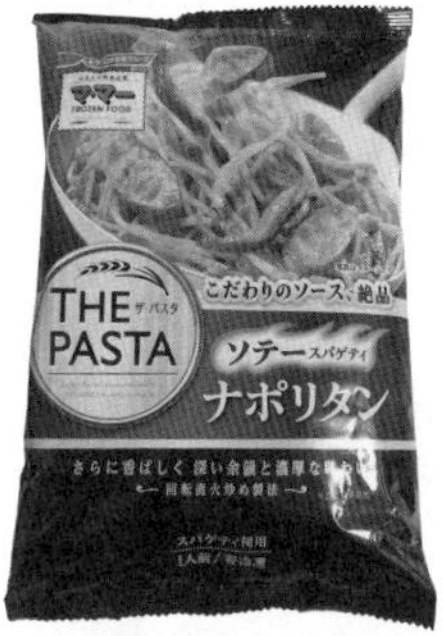

★食品原料 めん[スパゲッティ(トルコ製造)]、トマトケチャップ、野菜(たまねぎ、ピーマン)、ナポリタンソース[野菜(たまねぎ、にんじん、にんにく)、トマトペースト、植物油脂、砂糖、食塩、香味油、ウスターソース、食酢、香辛料、チキンコンソメ]、ソーセージ、植物油脂、ソテーオニオン、ショートニング、ウスターソース、ラード、香味油、オニオンパウダー、バター調製品、いため油(ショートニング)

★添加物 調味料(アミノ酸等)、乳化剤、増粘剤(加工でん粉、増粘多糖類)、リン酸塩(Na)、パプリカ色素、カラメル色素、香料、発色剤(亜硝酸Na)、くん液

★アレルギー表示
小麦、卵、乳成分、大豆、鶏肉、豚肉

★栄養成分 (1袋分290gあたり)エネルギー496kcal、たんぱく質12.7g、脂質19.9g、炭水化物66.4g、食塩相当量2.8g

未知な合成甘味料は避けたほうが賢明

「糖質が肥満や高血糖の原因になっている」という説が広まり、糖質が忌み嫌われていますが、本当に糖質はそんなに悪者なのでしょうか？

糖質とは、炭水化物の一種です。炭水化物には、デンプンのほか、ショ糖・ぶどう糖・果糖・麦芽糖などの糖類があり、さらに、食物繊維のセルロースやヘミセルロースなどがあります。このうち、食物繊維を除いた炭水化物が糖質です。

糖質であるデンプンや糖類は、体内で消化・吸収されて、エネルギーになります。一方、セルロースやヘミセルロースなどの食物繊維は、消化されずにそのまま大腸まで達し、エネルギーにはなりません。つまり、糖質とはエネルギーとなる炭水化物のことであり、人間にとって不可欠なものなのです。

ところが、糖質を摂りすぎすると、消費されずに残ったものが脂肪に変化し、体に蓄積されて、肥満の原因となります。また高血糖の原因にも。とくに糖類は消化管からすみやかに吸収されて血糖値を上げるので、高血糖を引き起こしやすいとされています。しかし、それはあくまで摂りすぎがよくないのであって、糖質そのものが悪いわけで

column 1

はないのです。

現在、「悪者」になったショ糖やぶどう糖、果糖などの代わりとして、飲み物やお菓子などに合成甘味料のスクラロースやアセスルファムKが盛んに使われています。しかし、それらは体内で分解されずに消化管から吸収され、血液に乗ってぐるぐる巡るだけでエネルギーにはなりません。これは、いわば「人体汚染」を起こしているといえます。

つまり、糖類を含めた糖質は、本来体にとって不可欠なものであるのに対し、スクラロースやアセスルファムKはまったく不必要で、役に立たないものなのです。にもかかわらず、糖質がこれほど忌み嫌われ、スクラロースやアセスルファムKが、多くの人たちに受け入れられていることが不思議でなりません。

スクラロースやアセスルファムKなどの得体のしれない、未知なる化学合成物質を摂取するのは基本的に間違っているでしょう。すでに合成甘味料を摂取すると、脳卒中や認知症になるリスクが高まるという研究データが発表されています。今後、ほかにも人体にとってマイナスのデータが出てくるかもしれません。

第2章

「買ってはいけない」と「買ってもいい」の中間

△

△ アンティエ レモン&パセリ

●日本ハム

リン酸塩のとり過ぎには注意

この製品はウインナーソーセージの一種ですが、発色剤の亜硝酸Naが添加されていません。また、豚肉の嵩上げのためのたんぱく質も使われていません。そのため、味わいのある本来のウインナーソーセージに仕上がっています。

市販のウインナーソーセージやハムの多くは、大豆や卵などから得られたたんぱく質を豚肉に注入して、増量を図っています。そのため豚肉本来の味が失われてしまいます。

その点、この製品はそうしたたんぱく質を使わずに、豚肉と豚脂肪を原料にしているので、豚肉本来のうま味が活きた、そして歯ごたえのあるおいしいウインナーソーセージに仕上がっています。ただし、問題もあります。リン酸塩（Na）が添加されていることです。

リン酸塩（Na）は簡略名で、実際にはポリリン酸ナトリウムとピロリン酸ナトリウムのことです。これらは肉の付きをよくするために使われています。

ポリリン酸ナトリウムを3％含むえさをラットに24週間食べさせた実験では、腎臓結石ができました。また、ピロリン酸ナトリウムを1％ふくむえさをラットに16週間食べさせた実験では、腎障害（石灰化、変性、壊死）が見られました。

また、リン酸塩をとり過ぎるとカルシウムの吸収が悪くなって、骨がもろくなる心配があります。したがって、とり過ぎたり、毎日とり続けるのはよくないのです。ただし、時々食べる分にはそれほど問題はないでしょう。このほか調味料（有機酸等）は、コハク酸やクエン酸Ca、酢酸Naなどの酸をメインとしたものです。毒性の強いものは見当たりませんが、具体的になにが使われているのか分かりません。

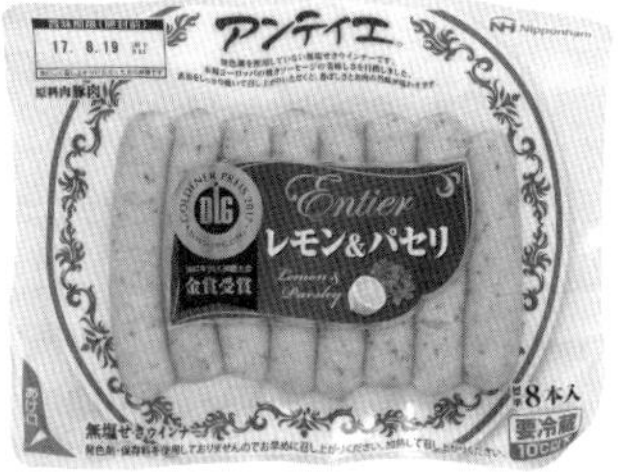

★食品原料 豚肉、豚脂肪、食塩、香辛料、豚コラーゲン、糖類（砂糖、水あめ）、レモン果汁

★添加物 調味料（有機酸等）、リン酸塩（Na）、酸化防止剤（ビタミンC）、ビタミンB_1、香辛料抽出物

★アレルギー表示 豚肉

★栄養成分（100gあたり）エネルギー327kcal、たんぱく質12.9g、脂質29.4g、炭水化物2.6g、食塩相当量1.9g

△ 楽しいお弁当 トマトソース味ミートボール

◉丸大食品

「加工でん粉」の安全性は不確か!?

お弁当のおかずの定番と言えるミートボールですが、ウインナーソーセージやハムとは違って、発色剤の亜硝酸Naは使われていません。トマトケチャップやしょうゆなどで味付けされ、それらの色が付いているので、肉が多少変色しても問題ないからです。

加工でん粉(加工デンプン)は、酸化デンプンや酢酸デンプンなど11品目ありますが、以前は単に「でん粉」「澱粉」「デンプン」などと表示され、食品として扱われていました。しかし、実際には化学処理をしているので、「それを食品として扱うのはおかしい」という批判がありました。

そこで厚生労働省は、2008年10月、食品添加物として扱うことを都道府県に通知し、それ以降は添加物の「加工でん粉」「加工デンプン」などと表示されるようになったのです。

内閣府の食品安全委員会は、加工でん粉について、「添加物として適切に使用される場合、安全性に懸念がないと考えられる」と述べています。デンプンをベースにしているので、「安全性は高い」と判断しているようですが、発がん性や生殖毒性に関して試験データのない品目もあるので、安全性が十分に確認されているとはいえない状況です。

調味料（アミノ酸）は、Ｌ－グルタミン酸Naをメインとしたものです。Ｌ－グルタミン酸Naは、動物実験では毒性はほとんど見られていませんが、人間が一度に大量に摂取すると、人によっては顔や腕に灼熱感を覚えたり、動悸を感じたりすることがあります。

調味料（有機酸等）は、コハク酸やクエン酸Caなどの酸をメインとしたもので、毒性の強いものは見当たりません。

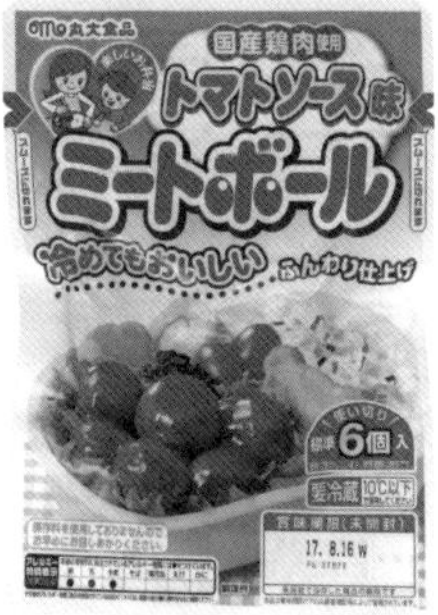

★食品原料 鶏肉、たまねぎ、パン粉、砂糖、トマトケチャップ、食塩、しょうゆ、マヨネーズ、香辛料、チキンエキス、ポークエキス

★添加物 調味料（有機酸等）、加工でん粉

◉ソース

★食品原料 トマトケチャップ、砂糖、野菜ペースト、発酵調味料、しょうゆ、水あめ、醸造酢、りんご、食塩、トマトエキス、果糖ぶどう糖液糖、酵母エキス

★添加物 増粘剤（加工でん粉）、調味料（アミノ酸等）

★アレルギー表示 卵、乳、小麦

★栄養成分（1袋57gあたり）エネルギー97kcal、たんぱく質4.4g、脂質4.6g、炭水化物9.6g、食塩相当量1.3g

△

マルシンハンバーグ

◉マルシンフーズ

何が使われているかわからない不安はある

古くから売られている製品で、私が中学生の時に、母親がお弁当によく入れてくれていたのを覚えています。

添加物の調味料（アミノ酸等）については、「楽しいお弁当 トマトソース味ミートボール」を参照してください。

pH調整剤は、食品の酸性度とアルカリ度を調整するほか、保存性を高める働きもあります。クエン酸やコハク酸、リン酸などの酸が多く、全部で35品目程度あります。毒性の強いものは見当たりませんが、どれがいくつ使われていても「pH調整剤」という一括名しか表示されません。

またグリシンは、アミノ酸の一種で、食べ物に、とくに魚介類に多く含まれています。しかし、鶏に口から1日に4g以上あたえた実験では、中毒症状を起こし、疲労や昏睡を起こし、死亡する例が見られました。また、モルモットでも、口から大量にあたえると、呼吸筋の麻痺を起して死亡しました。

ただし、グリシンを成分としたサプリメントが売られていて、多くの人が飲用していますが、問題は起こっていないようなので、人間にはほとんど害はないようです。

乳化剤は水と油を混じりやすくするものです。詳しくは「から揚げ からころちゃん」を参照してください。

なお、粉末状大豆たん白とは、大豆から得られたたんぱく質を粉末状にしたものです。粒状大豆たん白は、そのたんぱく質を粒状にしたものです。どちらもその由来から、食品に分類されています。

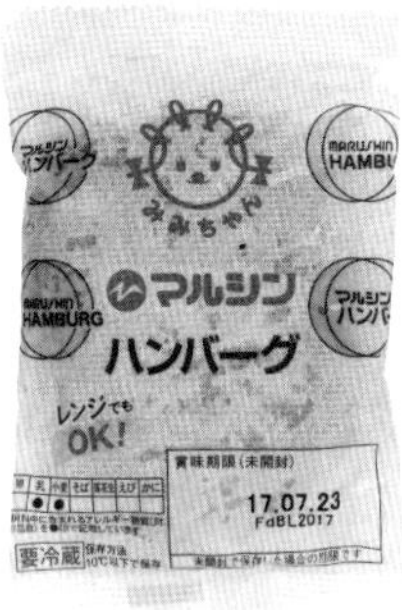

★食品原料 食肉等（鶏肉、豚肉、牛肉、豚脂肪）、たまねぎ、つなぎ（パン粉、でん粉、粉末状大豆たん白）、食用油脂、粒状大豆たん白、粗ゼラチン、食塩、トマトケチャップ、チキンエキス調味料、砂糖、香辛料、香味調味料、醸造酢、コラーゲンパウダー

★添加物 調味料（アミノ酸等）、pH調整剤、糊料（加工でん粉）、グリシン、乳化剤

★アレルギー表示
一部に小麦、乳成分、豚肉、牛肉、鶏肉、大豆、ゼラチンを含む

★栄養成分（1個85gあたり）エネルギー202kcal、たんぱく質11.0g、脂質13.5g、炭水化物9.1g、食塩相当量1.3g

△ チキンハンバーグ

◉丸大食品

カラメル色素がⅠかⅡなら問題ないが…

「マルシンハンバーグ」と同様に人気のある製品です。

添加物としては、調味料（アミノ酸等）や加工でん粉が使われていますが、さらにカラメル色素が使われている点が気がかりです。カラメル色素については、第1章の「コカ・コーラ」で述べたようにカラメルⅠ〜Ⅳの四種類があり、カラメルⅢとカラメルⅣには発がん性の4－メチルイミダゾールが含まれています。ただし、「カラメル色素」としか表示されないため、どれが使われているのか分からないのです。

こうした状況にあっては、消費者としては「カラメル色素」と表示された製品はなるべく買わないようにするという選択しかできないのかもしれません。なお、たん白加水分解物は、大豆や肉などのたんぱく質を分解したもので、アミノ酸とそれがいくつか結合したペプチドの混合物で、食品に分類されています。

ちなみに、この製品と並んで人気のあるマルシンフーズの「チキンハンバーグ」の場合、その原材料は「鶏肉、たまねぎ、つなぎ（パン粉、でん粉）、還元水あめ、食塩、マヨネーズ、チキンエキス、香辛料、コラーゲンパウダー、ポークエキス／調味料（アミノ酸等）、加工でん粉、カラメル色素、ソース〈砂糖、しょうゆ、野菜ペースト、ポークエキス、植物油脂、醸造酢、食塩、チキンエキス、トマトソースパウダー、香辛料、たん白加水分解物／増粘剤（加工でん粉）、調味料（アミノ酸等）〉、（一部に卵、乳成分、小麦、牛肉、大豆、鶏肉、豚肉、りんご、ゼラチンを含む）」であり、両者の原材料はよく似ており、添加物はまったく同じです。

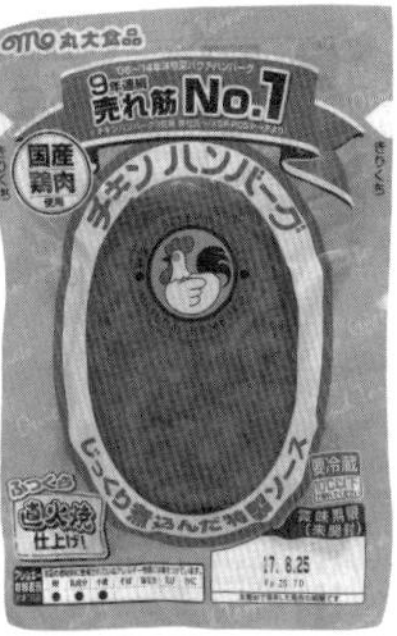

★食品原料 鶏肉、たまねぎ、つなぎ（パン粉、でん粉）、還元水あめ、食塩、マヨネーズ、チキンエキス、香辛料、コラーゲンパウダー、ポークエキス

★添加物 調味料（アミノ酸等）、加工でん粉、カラメル色素

◉ソース

★食品原料 砂糖、しょうゆ、野菜ペースト、ポークエキス、植物油脂、醸造酢、食塩、チキンエキス、トマトソースパウダー、香辛料、たん白加水分解物

★添加物 増粘剤（加工でん粉）、調味料（アミノ酸等）

★アレルギー表示
一部に卵、乳成分、小麦、牛肉、大豆、鶏肉、豚肉、りんご、ゼラチンを含む

★栄養成分（1袋69gあたり）エネルギー107kcal、たんぱく質5.8g、脂質4.1g、炭水化物11.7g、食塩相当量1.6g

それいけ！アンパンマン

お魚で作ったおやつソーセージ

◉フードリエ

香料とひと口に言っても何が使われているのか

子どもはキャラクターものの食品を喜んで食べてくれますが、この製品もその一つです。基本的には、通常の魚肉ソーセージとそれほど変わりません。

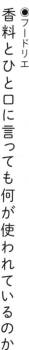

加工デンプンと調味料（アミノ酸等）については、「楽しいお弁当トマトソース味ミートボール」を参照してください。炭酸Caは、栄養強化剤の一つで、一般にカルシウムを補給する目的で添加されています。炭酸Caは、卵の殻や貝殻、動物の骨などの成分であり、動物実験でも毒性は認められておらず、安全性に問題はありません。

香辛料抽出物は、コショウやニンニクなど一般に香辛料として使われているものから抽出されたものです。その由来から安全性に問題はないと考えられます。香料は、合成が約160品目、天然が約600品目もあって、それらを数品目、あるいは数十品目組み合わせて独特のにおいが作られていますが、その製法は企業秘密になっています。合成香料の中には一部に毒性の強いものがあり、サリチル酸メチルは、2％含むえさをラットに食べさせた実験で、49週ですべてが死亡しました。また、ベンズアルデヒドは、マウスに1日に体重1kgあたり0・2〜0・6gを週5日2年間投与した実験で、前胃の腫瘍発生率を増加させました。このほかフェノール類、イソチオシアン酸アリル、エーテル類なども毒性があります。天然香料も安全性の疑わしいものがあります。たとえば、「コカ（COCA）」。麻薬の原料となる植物のコカです。オケラなど正体不明のものもあります。

　ただし、どの香料をいくつ使っても「香料」としか表示されないため消費者には具体的にどんな香料が使われているのか分かりません。

　V・D（ビタミンD）は、消化管からカルシウムの吸収を促進する働きがある栄養素であり、安全性に問題はないと考えられます。

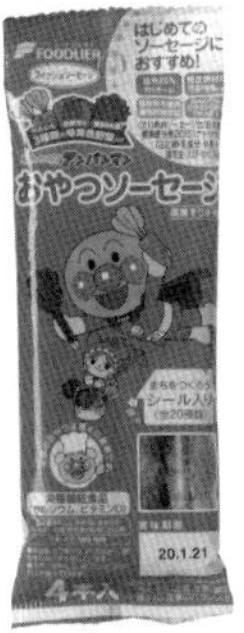

★食品原料 魚肉（たら）（国産）、植物油脂、結着材料（コーンスターチ、大豆たん白）、砂糖、食塩、野菜パウダー（かぼちゃ、にんじん、ほうれん草）、DHA含有精製魚油、玉ねぎエキス、ぶどう糖、ラード、チキンエキス、香辛料、ポークエキス

★添加物 加工でん粉、炭酸Ca、調味料（アミノ酸等）、香辛料抽出物、香料、V.D

★アレルギー表示
ごま、大豆、鶏肉、豚肉

★栄養成分（4本56gあたり）エネルギー115kcal、たんぱく質5.2g、脂質7.0g、炭水化物7.7g、食塩相当量0.8g

△

おさかなのソーセージ

◉日本水産

タール色素は使われていない

第1章で［丸善ホモソーセージ］を取り上げましたが、タール色素の赤色106号を添加しているのが「いけない」理由です。その点、この製品には赤色106号は添加されていません。代わりに天然着色料のクチナシとトマトリコピンが添加されています。

着色料のクチナシは、クチナシの実から抽出された色素で、黄色素、赤色素、青色素があります。クチナシ黄色素の場合、ラットに体重1kgあたり5gを経口投与しましたが、死亡例は見られませんでした。急性毒性は弱いということです。ただし、別のラットに体重1kgあたり0・8～5gを経口投与した実験では、下痢が見られ、また肝臓の出血と肝細胞の壊死が認められました。黄色素に含まれるゲニポサイドという物質が腸内で変化して、毒性を発揮すると考えられています。ちなみに、この投与量は体重が20kgの子どもに単純換算すると、16～100gという大量になります。

クチナシ赤色素の場合、マウスに対して、その半数以上を死亡させる投与量は体重1kgあたり5g以上と考えられていて、急性毒性は弱いといえます。染色体異常試験では、大量に作用させると、陽性の結果が出ていますが、突然変異性試験、DNA修復試験では、陰性の結果でした。細胞の遺伝子を突然変異させる作用はそれほどないようです。

　クチナシ青色素の場合、ラットに対して体重1kgあたり11・25mlを強制経口投与しましたが、死亡例はなく解剖でも異常は見られませんでした。ラットに、クチナシ青色素を5％含むえさを13週間食べさせた実験では、体重抑制や中途死亡例はなく、組織的に明らかな毒性所見は認められませんでした。トマトリコピンは、トマトから抽出された赤い色素成分で、安全性に問題はありません。

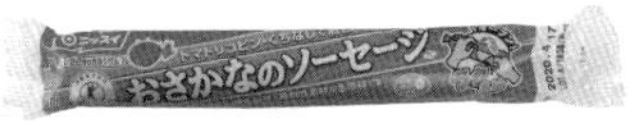

★食品原料 魚肉、結着材料（ペースト状小麦たん白、でん粉、粉末状大豆たん白）、植物油脂、砂糖、食塩、醸造酢、香味食用油、オニオンエキス、香辛料、かつおエキス、酵母エキス

★添加物 加工でん粉、炭酸Ca、調味料（アミノ酸等）、骨Ca、着色料（クチナシ、トマトリコピン）、香辛料抽出物、香料

★アレルギー表示 かに、小麦、さけ、大豆

★栄養成分（1本70gあたり）エネルギー123kcal、たんぱく質6.3g、脂質6.5g、炭水化物9.9g、食塩相当量1.3g

フィッシュソーセージ
◉日本水産
ここでも使われるL‐グルタミン酸Na

「それいけ！アンパンマン お魚で作ったおやつソーセージ」と同じく、キャラクターものの フィッシュソーセージです。原材料も似ています。

骨Caは、動物や魚の骨を焼成して得られたもので、成分はリン酸カルシウムです。その由来から安全性に問題はないと考えられます。また炭酸Caは、卵の殻や貝殻、動物の骨などの成分であり、動物実験でも毒性は認められておらず、安全性に問題はありません。

調味料（アミノ酸等）はL‐グルタミン酸Naをメインとしたものですが、それを大量に摂取すると人によっては過敏症を起こすことがあります。それが分かったのは、1968年、アメリカのボストン近郊においてでした。当時、その地にあった中華料理店で食事をしていた人たちが、急に顔面や首、腕にかけての灼熱感やしびれ感、さらに動悸やめまい、全身のだるさなどを訴えたのです。

原因が追求されて、その店のワンタンスープに多量に入っていたL－グルタミン酸Naによるものではないかとされました。そして、人間に対する臨床試験が行われ、空腹時に多量のL－グルタミン酸Naを摂った場合、15～25分後に一部の人で、灼熱感や顔面圧迫感、胸痛などが起こることが分かったのです。なお、この症状は、中華料理店症候群と名付けられました。

こんぶに含まれるL－グルタミン酸Naは微量なので、小腸で消費されます。ところが、加工食品に大量にL－グルタミン酸Naが添加されていた場合、小腸では消費しきれずに血液中に入って、顔や肩、腕などに灼熱感を起こすと考えられます。

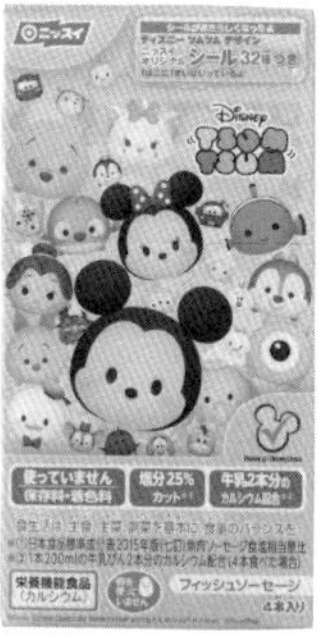

★食品原料 魚肉、植物油脂、結着材料（でん粉、粉末状大豆たん白）、砂糖、食塩、醸造酢、かつおエキス、オニオンエキス、香味食用油

★添加物 加工でん粉、炭酸Ca、調味料（アミノ酸等）、骨Ca、香辛料抽出物、香料

★アレルギー表示 かに、大豆

★栄養成分（4本56gあたり）エネルギー103kcal、たんぱく質4.8g、脂質5.8g、炭水化物8.0g、食塩相当量0.7g

△

から揚げ からころちゃん

◉日本ハム

便利な冷凍から揚げ、乳化剤の中身は何か？

「子どもがから揚げが好きなので、お弁当に入れている」というお母さんは多いでしょう。ただし、から揚げを一から作るとなると手間と時間がかかるので、電子レンジで温めれば出来上がりのこうした製品を利用している人も多いと思います。

リン酸塩（Na）については「アンティエ レモン&パセリ」を、pH調整剤については「マルシンハンバーグ」を参照してください。

乳化剤は、水と油など混じりにくい液体を混じりやすくするためのものです。合成添加物の乳化剤は、グリセリン脂肪酸エステル、ショ糖脂肪酸エステル、ソルビタン脂肪酸エステル、ステアロイル乳酸カルシウム、ステアロイル乳酸ナトリウム、オクテニルコハク酸デンプンナトリウム、クエン酸三エチル、プロピレングリコール脂肪酸エステル、ポリソルベート20、ポリソルベート60、ポリソルベート65、ポリソルベート80があります。前の5品目はもともと食品にふくまれている、またはそれに近い成分なので、安全性にほとんど問題はありません。

しかし、オクテニルコハク酸デンプンナトリウムとクエン酸三エチルは、安全性が十分に確認されていません。残りの5品目については、安全性に不安な面があります。とくにポリソルベート60とポリソルベート80については、動物実験の結果から発がん性が疑われています。天然添加物の乳化剤は、大豆や卵から得られたレシチンがありますが、安全性に問題はありません。ただし、「乳化剤」という一括名しか表示されないので、どれが使われているのか分かりません。パプリカ色素は、トウガラシから抽出された赤い色素で、その由来から安全性に問題はないと考えられます。

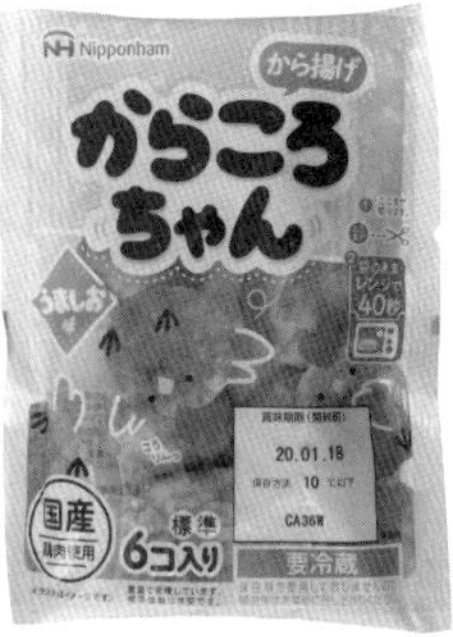

★食品原料 鶏肉、鶏かわ、小麦粉、大豆たん白、還元水あめ、食塩、卵白末、ぶどう糖、チキンエキス、しょう油、香辛料、しょうが、チキンエキス調味料、揚げ油（植物油）

★添加物 加工デンプン、調味料（アミノ酸等）、リン酸塩（Na）、pH 調整剤、乳化剤、酸化防止剤（ビタミンE）、パプリカ色素

★アレルギー表示
卵、乳、小麦、ごま、大豆、鶏肉、豚肉

★栄養成分（100gあたり）エネルギー215kcal、たんぱく質14.4g、脂質11.4g、炭水化物13.7g、食塩相当量2.2g

△ 紀文 竹笛

◉紀文食品

貝殻焼成カルシウムも微量ならおそらく問題ない

「子どもはちくわが好きなんです」という話を聞いたことがあります。食感が好きなのか、穴が開いているのがおもしろいからなのか。それはともかくとして、ちくわといえば、「紀文 竹笛」がもっともポピュラーでしょう。

添加物は、調味料（アミノ酸等）、加工でん粉、貝Caです。調味料（アミノ酸等）は、L－グルタミン酸Naをメインとしたものです。詳しくは、「楽しいお弁当トマトソース味ミートボール」や「フィッシュソーセージ」を参照してください。また、加工でん粉については、「楽しいお弁当トマトソース味ミートボール」を参照してください。

貝Ca（カルシウム）には、貝殻未焼成カルシウムと貝殻焼成カルシウムとがあります。貝殻未焼成カルシウムは、貝殻を焼成せずに、そのまま殺菌し、乾燥し、粉末にして得られたものです。主成分は炭酸カルシウムであり、安全性は高いといえます。

一方、貝殻焼成カルシウムは、貝殻を焼いて作られたもので、主成分は酸化カルシウムです。酸化カルシウムは消石灰といい、皮膚や粘膜に付着すると、炎症を起こす場合

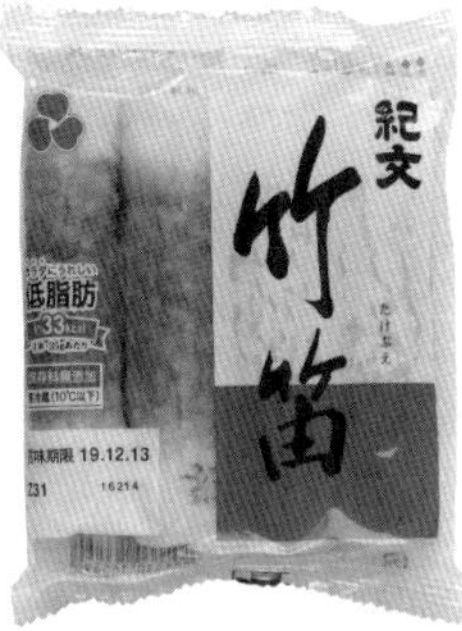

★食品原料 魚肉、卵白、でん粉、砂糖、発酵調味液、食塩（天日結晶塩77%、藻塩23%）、ぶどう糖、植物油

★添加物 調味料（アミノ酸等）、加工でん粉、貝Ca

★アレルギー表示 卵、大豆

★栄養成分（1包装140gあたり）エネルギー133kcal、たんぱく質14.8g、脂質0.6g、炭水化物17.2g、食塩相当量3.3g

があります。また、誤飲した場合は、口や食道、胃などがただれたり、腫《は》れたりして痛みを感じることがあります。ただし、食品に添加物として微量使われている分には、ほとんど問題はないと考えられます。

なお、食品原料の「発酵調味液」は、野菜や米などを原料として、それを酵母や乳酸菌で発酵させたもので、うま味を増す目的で使われます。きちんと製造されたものであれば、問題ないと考えられます。

△

まるごとおいしい太ちくわ
●日本水産

使われている添加物は少ない

ちくわは、地方の中小食品企業から出ている製品が少なくないのですが、この製品は［紀文 竹笛］と同様に東京都の大手食品企業から出ているものです。

添加物は、調味料（アミノ酸等）と炭酸Caのみです。調味料（アミノ酸等）については、［楽しいお弁当 トマトソース味ミートボール］や［フィッシュソーセージ］を参照してください。

炭酸Caは栄養強化剤の一つで、一般にカルシウムを補給する目的で添加されています。炭酸Caは、卵の殻や貝殻、動物の骨などの成分であり、安全性に問題はありません。

ちなみに、一正蒲鉾（新潟市）の［香ばし生ちくわ］の原材料は、「魚肉（たら）、卵白、みりん、砂糖、還元水あめ、食塩、魚介エキス、ぶどう糖、しょうゆ／調味料（アミノ酸等）、炭酸カルシウム」であり、添加物は同じです。

水あめはデンプンを分解した液状の糖で、麦芽糖、ぶどう糖、デキストリン（ぶどう糖がいくつも結合したもの）などの混合物です。この水あめに水素を結合させた（これを水素添加という）ものが「還元水あめ」で、吸収率が低いため血糖値が上がりにくく、低カロリーという特徴があります。

そのほか、千葉伝工場（青森市）の「焼ちくわ」の原材料は、「魚肉、でん粉、砂糖、ぶどう糖、食塩、植物油脂、動物脂／調味料（アミノ酸等）」であり、添加物は調味料（アミノ酸等）のみです。また紀文の「焼ちくわ」の原材料は、「魚肉、でん粉、植物性たん白、砂糖、食塩、ラード、ぶどう糖、醸造調味料（本みりん、食塩）、鯛だし、ゼラチン、粉末卵白、植物油／調味料（アミノ酸等）、加工でん粉、貝Ca」です。

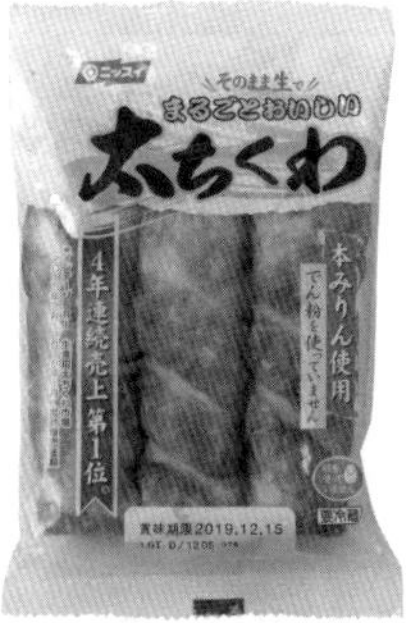

★食品原料 魚肉、砂糖、みりん、食塩、ぶどう糖、かつおエキス

★添加物 調味料（アミノ酸等）、炭酸Ca

★アレルギー表示
アレルギー物質（推奨品目含む）：該当なし

★栄養成分（1本・平均重量50gあたり）エネルギー56kcal、たんぱく質7.1g、脂質0.3g、炭水化物6.1g、食塩相当量1.2g

△

ビスコ

◉江崎グリコ

8種類と意外と多い添加物

発売は1933年と古く、「子どもの体によい」お菓子として知られていますが、添加物は全部で8種類と意外に多いのです。ただし、炭酸Caは栄養強化剤であり、卵殻や人間の骨を構成する成分なので、問題はありません。また、V・B_1、V・B_2、V・Dも栄養強化剤であり、体にとって必要なビタミンなので問題はありません。

膨張剤は、ビスケットやクッキーなどをふっくら焼き上げるために使われています。「ベーキングパウダー」と表示されることもあります。炭酸水素ナトリウム（重曹）、炭酸水素アンモニウム、塩化アンモニウムなど全部で40品目程度あります。一番よく使われているのは、炭酸水素ナトリウムです。

毒性の強いものはそれほど見当たりませんが、塩化アンモニウム（イーストフードとしても使われている）は例外で、ウサギに口から2gをあたえた実験で、10分後に死亡しています。ただし、どれが使われても「膨張剤」としか表示されません。膨張剤が使われた食品を食べると、人によっては、口に違和感を覚えたり、胃部不快感を覚えることもあります。

乳化剤は、水と油を混じりやすくするもので、合成のものが12品目あり、その中には発がん性の疑いのあるものもあります。このほか、大豆や卵から得られたレシチンがありますが、この製品には、何が使われているのか表示されていません。ちなみに、レシチンは安全性に問題はありません（詳しくは「から揚げ からころちゃん」を参照）。

なお、ショートニングは、心臓疾患のリスクを高めるトランス脂肪酸が含まれるので、摂りすぎないように注意してください。

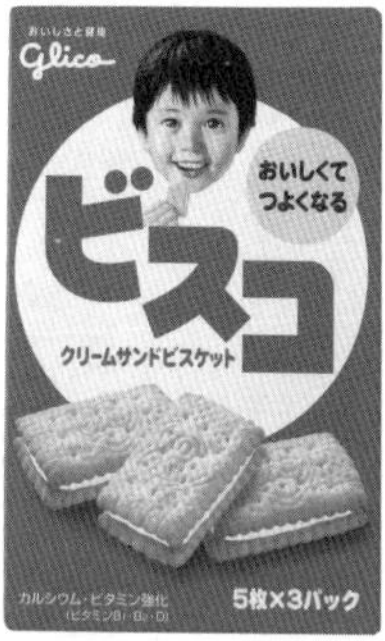

★食品原料 小麦粉、砂糖、ショートニング、乳糖、加糖練乳、全粉乳、食塩、小麦たんぱく、でん粉、乳酸菌

★添加物 炭酸Ca、膨張剤、乳化剤、香料、調味料（アミノ酸）、$V.B_1$、$V.B_2$、V.D

★アレルギー表示 乳成分、小麦

★栄養成分（1パック20.6gあたり）エネルギー98kcal、たんぱく質1.3g、脂質3.7g、炭水化物14.9g、食塩相当量0.1g

△

マリー ビスケット

◉森永製菓

「とうもろこしでん粉」は遺伝子組み換えでないか？

おやつや軽い食事としても利用されている「マリー ビスケット」。「毎日子どもに食べさせている」というお母さんもいるかもしれませんが、そんな人にとってはとくに添加物が気になるところでしょう。

膨張剤については、「ビスコ」を参照してください。香料は具体名が表示されていませんが、刺激性のある香りではなく、ミルクの香りに近い穏やかなものです。乳化剤は「大豆由来」とあるので、大豆から得られたレシチンと考えられます。これは安全性に問題はありません。

この製品で気になるのは、「とうもろこしでん粉」の原料に遺伝子組み換えのトウモロコシが使われていないかという点です。食品表示法に基づく食品表示基準では、コーンスターチ、すなわち「とうもろこしでん粉」を表示の対象にしています。遺伝子組み換えトウモロコシを使っていた場合は「遺伝子組換え」、遺伝子組み換えトウモロコシが含まれる可能性がある場合は「遺伝子組換え不分別」という表示が義務付けられています。

ただし、製品に「とうもろこしでん粉」が原材料に含まれる場合、表示が義務付けられているのは、それが「主な原材料」である場合のみです。「主な原材料」とは、原材料中で上位3位までのもので、かつ原材料の重量に占める割合が5%以上のものです。

「マリー ビスケット」の場合、「とうもろこしでん粉」は、「小麦粉」、「砂糖」、「牛乳」に次いで4位なので、表示義務の対象にはならないことになります。したがって、遺伝子組み換えトウモロコシがでん粉の原材料に使われている可能性があるのか、あるいは使われていないのかは分からないということになります。

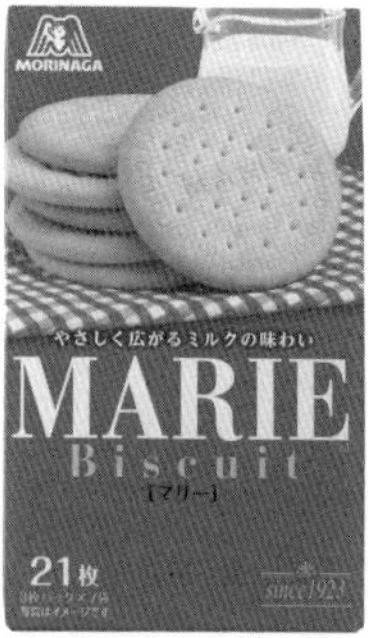

★食品原料 小麦粉、砂糖、牛乳、とうもろこしでん粉、ショートニング、バターオイル、マーガリン、全粉乳、植物油脂、ぶどう糖果糖液糖、食塩、たんぱく質濃縮ホエイパウダー

★添加物 膨張剤、香料、乳化剤(大豆由来)

★アレルギー表示 小麦、乳、大豆

★栄養成分 (1枚・標準5.4gあたり)エネルギー24kcal、たんぱく質0.4g、脂質0.6g、炭水化物4.3g、食塩相当量0.04g

△

ナビスコ オレオ

◉モンデリーズ・ジャパン

ビタミンCはよほど大量でないと問題にはならない

箱には、「オレオはニューヨークマンハッタン生まれ／世界100か国以上で愛されているブランド」とあります。添加物は、膨張剤や乳化剤など5種類です。膨張剤については「ビスコ」を、乳化剤については「から揚げ からころちゃん」を、香料については「それいけ！アンパンマン お魚で作ったおやつソーセージ」を参照してください。ここでは、酸化防止剤のV・C（ビタミンC）について詳しく見てみましょう。

ビタミンCは、レモンやイチゴなどに多く含まれる栄養素です。化学構造が分かっていて、人工的に合成されたものが、添加物として使われています。抗酸化作用があるため、食品の成分が酸化して変質するのを防ぐ目的で使われています。

ビタミンCの化学名は、L－アスコルビン酸です。L－アスコルビン酸の急性毒性はきわめて弱く、慢性毒性も認められていません。もともと果物や野菜に広く含まれている成分なので、安全性に問題はありません。ただし、人間が1日に6gという大量を摂取すると、気分が悪くなったり、下痢をすることがあります。

ちなみに、L-アスコルビン酸の類似物質として、L-アスコルビン酸Ca、L-アスコルビン酸Na、L-アスコルビン酸ステアリン酸エステル、L-アスコルビン酸パルミチン酸エステル、L-アスコルビン酸2-グルコシドがあります。これらもL-アスコルビン酸と同様に酸化防止剤として使われます。安全性については、5品目ともほとんど問題はないと考えられます。これら5品目のいずれを使った場合でも、「ビタミンC」という表示でよいことになっています。なお、酸化防止剤のV・E（ビタミンE）は、食用油や小麦胚芽などに含まれている栄養素で、これも安全性に問題はありません。

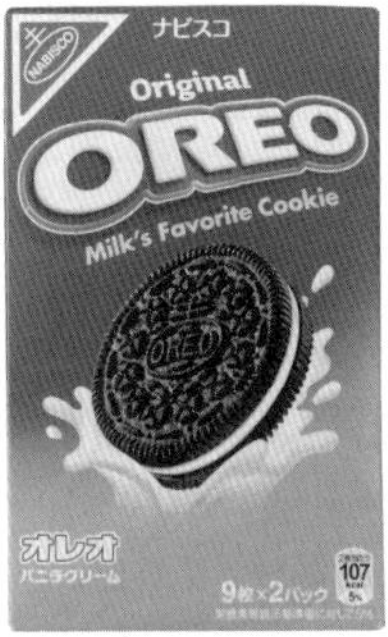
ナビスコ
NABISCO
Original
OREO
Milk's Favorite Cookie
OREO
オレオ
バニラクリーム
9枚×2パック
107

★食品原料 小麦粉、砂糖、植物油脂、乳糖、ココアパウダー、コーンスターチ、カカオマス、ホエイパウダー、食塩

★添加物 膨張剤、乳化剤、香料、酸化防止剤（V.E、V.C）

★アレルギー表示 小麦、乳成分、大豆

★栄養成分 （2枚・標準21.4gあたり）エネルギー107kcal、たんぱく質1.2g、脂質5g、炭水化物14.7g、ナトリウム0.073g（食塩相当量0.2g）

△ たべっ子どうぶつビスケット バター味

◉ギンビス

定番おやつの添加物は何が使われている？

牛やライオンなどの動物の形をしたビスケットで、とくに小さなお子さんに人気のある製品です。それだけに「食べさせていいものか」と心配になる方も多いでしょう。

添加物は、膨張剤、炭酸Ca、着色料（カロチン）の3種類です。膨張剤については、［ビスコ］を参照してください。炭酸Caは、栄養強化剤の一つで、一般にカルシウムを補給する目的で添加されています。炭酸Caは、卵の殻や貝殻、動物の骨などの成分であり、安全性に問題はありません。

着色料のカロチン（カロテン）、すなわちカロチン色素（カロテン色素）は、動植物に含まれる黄、だいだい、赤の色素です。添加物として使われているカロチン色素は、デュナリエラカロテン、ニンジンカロテン、パーム油カロテン、β－カロテンがあります。

デュナリエラカロテンは、藻類のデュナリエラから抽出された黄色い色素で、主な成分はβ－カロテンです。ニンジンカロテンは、ニンジンを乾燥させたものから抽出された黄色または橙色の色素です。パーム油カロテンは、アブラヤシの実から得られたパー

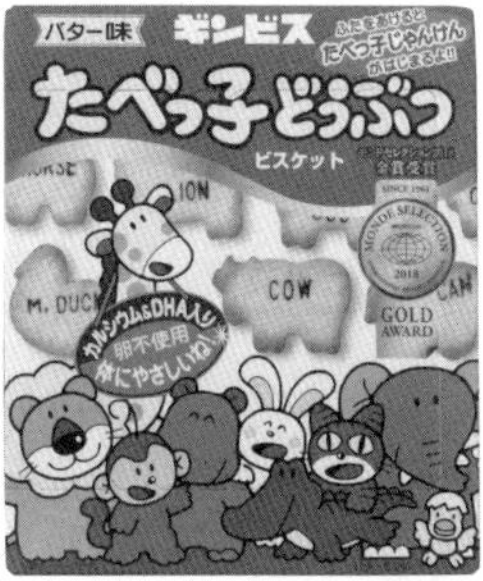

★食品原料 小麦粉、砂糖、植物油脂、マーガリン（大豆を含む）、ごま、ショートニング、食塩、食物繊維、バター、DHA含有魚油、イースト

★添加物 膨張剤、炭酸Ca、着色料（カロチン）

★栄養成分 （1箱63gあたり）エネルギー330kcal、たんぱく質4.7g、脂質17.4g、炭水化物39.7g（糖質37.8g、食物繊維1.9g）、食塩相当量0.5g

ム油から抽出された黄色また橙色の色素です。

このほか、β－カロテンは、もともとミカン、トウガラシ、ニンジンなどに含まれている橙色の色素ですが、化学的に合成されたものが添加物として使われています。イヌやラットに体重1kgあたり1日に1gのβ－カロテンを100日間投与しましたが、毒性は何ら認められませんでした。人間に毎日60mgのβ－カロテンを3か月間投与しましたが、ビタミンAの量に変化は見られず（β－カロテンは体内でビタミンAに変化する）、ビタミンA過剰症になることもありませんでした。

△

カントリーマアムミニ（バニラ）

◉不二家

カラメル色素は何番が使われているのかわからない

駄菓子コーナーなどで売られている連結タイプの製品です。原材料は、通常の「カントリーマアム バニラ」とほぼ同じです。

加工デンプンについては「楽しいお弁当トマトソース味ミートボール」を、膨張剤については「ビスコ」を参照してください。

乳化剤は、「大豆由来」とあるので、大豆から得られたレシチンと考えられます。これは、安全性に問題はありません。香料も、「乳・大豆由来」とあるので、乳製品および大豆から抽出された香り成分と考えられます。

ほかにこの製品で気になるのは、カラメル色素が使われている点です。カラメル色素は全部で四種類（カラメルⅠ、Ⅱ、Ⅲ、Ⅳ）があり、カラメルⅢとⅣには、原料にアンモニウム化合物が使われています。それが、色素を製造する際の熱処理によって化学変化を起こし、副産物として4－メチルイミダゾールという発がん性物質ができてしまうのです。ただし、カラメルⅠとⅡには、それは含まれておらず、それほど問題はありません。しかし、「カラメル色素」としか表示されないため、ⅠからⅣのどれが使われているのか分かりません。ですから、消費者としては、「カラメル色素」と表示されたものを避けるようにせざるを得ないのです。

なお、食品原料の「水あめ」は、デンプンを分解した液状の糖で、麦芽糖、ぶどう糖、デキストリン（ぶどう糖がいくつも結合したもの）などの混合物です。この水あめに水素を結合させた（これを水素添加という）ものが、「還元水あめ」で、吸収率が低いため血糖値が上がりにくく、低カロリーという特徴があります。

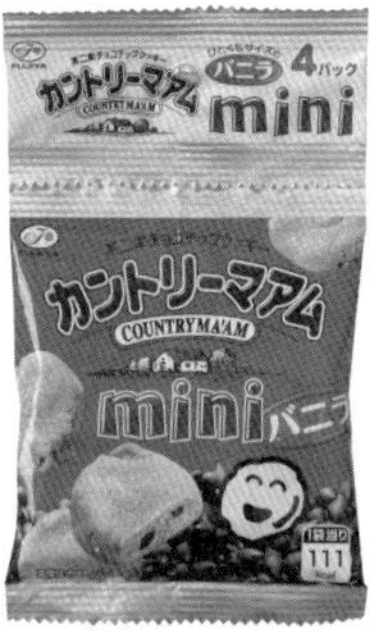

★食品原料 小麦粉、砂糖、植物油脂、チョコレートチップ（乳成分を含む）、還元水あめ、白ねりあん（乳成分を含む）、卵、全脂大豆粉、カカオマス、水あめ、脱脂粉乳、食塩、卵黄（卵を含む）、全粉乳

★添加物 加工デンプン、乳化剤（大豆由来）、香料（乳・大豆由来）、安定剤（加工デンプン）、膨張剤、カラメル色素

★栄養成分（1袋22.5gあたり）エネルギー111kcal、たんぱく質1.2g、脂質5.5g、炭水化物14.1g、食塩相当量0.11g

△

たけのこの里

◉明治

乳化剤の中身がわからない不安

この製品は、いわゆるチョコ菓子の一種です。チョコ菓子は、小麦粉などを原料としたスナックとチョコレートを組み合わせたもので、スナックの部分に膨張剤が、チョコレート部分に乳化剤が使われています。

膨張剤は、スナックをふっくらと焼き上げるためのものです。詳しくは、「ビスコ」を参照してください。乳化剤は、水と油など混じりにくい液体を混じりやすくするためのものです。

詳しくは、「から揚げ からころちゃん」を参照してください。

ここでは、食品原料の「ショートニング」について見ていきたいと思います。ショートニングは、植物油に水素を結合させて（これを水素添加という）作った硬化油を成分とするものです。サクサクとした食感を出すことができるため、主にクッキーやドーナツなどに使われています。

しかし、ショートニングには「悪玉脂肪」のトランス脂肪酸が含まれるという問題点があります。水素添加の際にできてしまうのです。トランス脂肪酸を多くとり続けると、動脈硬化を起こしやすくなり、心疾患のリスクを高めるとされています。欧米人に比べて、日本人のトランス脂肪酸の摂取量は少ないのですが、摂りすぎには注意した方がよいでしょう。

ちなみに姉妹品の「きのこの山」の原材料名は、「砂糖、小麦粉、カカオマス、植物油脂、全粉乳、ココアバター、乳糖、ショートニング、練乳加工品、脱脂粉乳、クリーミングパウダー、異性化液糖、麦芽エキス、食塩、イースト／乳化剤、膨張剤、香料」で、添加物は、「たけのこの里」と同じです。

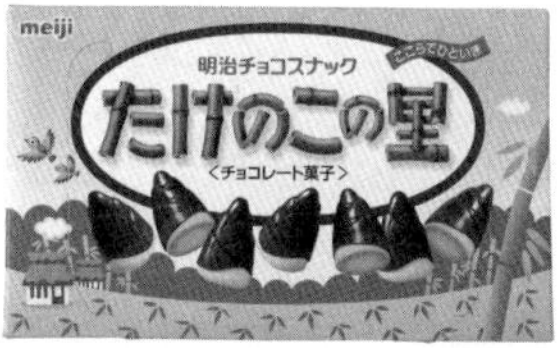

★食品原料 砂糖、小麦粉、全粉乳、カカオマス、ショートニング、鶏卵、植物油脂、ココアバター、卵白、マーガリン、アーモンドペースト、乳糖、脱脂粉乳、食塩、クリーミングパウダー、麦芽エキス

★添加物 乳化剤、膨張剤、香料

★アレルギー表示
小麦、卵、乳成分、大豆

★栄養成分（1箱70gあたり）エネルギー383kcal、たんぱく質5.5g、脂質22.8g、炭水化物38.9g、食塩相当量0.4g

△ アンパンマンペロペロチョコ

◉不二家

キャラクター製品ながら、安全性も悪くはない

アンパンマンをデザインしたお菓子は数多く売られていますが、この製品もその一つです。チョコレートそのものがアンパンマンの顔をしているので、欲しがるお子さんも多いでしょう。ちなみに、バイキンマンの顔をした姉妹品もあります。どちらも原材料はほぼ同じで、使用添加物はまったく同じです。

添加物は意外に少なく、全部で三種類です。乳化剤は「大豆由来」とあるので、大豆から得られたレシチンと考えられます。レシチンは乳化作用があるため、ほかのチョコレート製品にもよく使われています。大豆に含まれる成分なので、安全性に問題はありません。

次に香料ですが、「乳・大豆由来」とあるので、乳成分や大豆から抽出された天然香料と考えられます。穏やかな香りなので、そのにおいで気分が悪くなるというようなことはないでしょう。

野菜色素は、文字通り野菜から抽出された色素で、2タイプあります。一つは、一般

飲食物添加物のリストに載っているものです。たとえば、アカキャベツ色素、アカダイコン色素、シソ色素などです。いずれも、食品として利用されている野菜から抽出された色素なので、安全性に問題はないと考えられます。

もう一つは、既存添加物名簿に載っている野菜色素です。これは、いわゆる天然添加物の一種で、タマネギ色素、トマト色素、ビートレッド（アカビート色素）、ムラサキイモ色素、ムラサキヤマイモ色素があります。これらも、いずれも食用として利用されている野菜から抽出された色素成分なので、安全性に問題はないと考えられます。

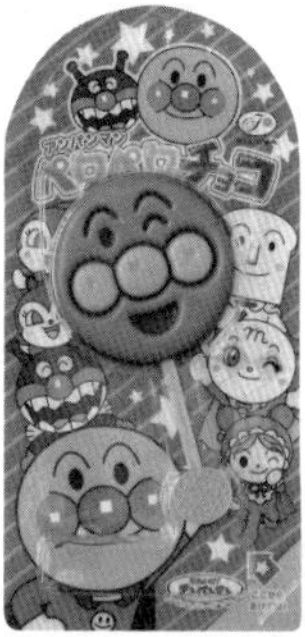

★食品原料 砂糖、全粉乳、植物油脂、カカオマス、ココアバター、乳糖、脱脂粉乳

★添加物 乳化剤（大豆由来）、香料（乳・大豆由来）、野菜色素

★栄養成分（1本12gあたり）エネルギー70kcal、たんぱく質0.8g、脂質4.7g、炭水化物6.2g、食塩相当量0.02g

△ ポテトチップス のり塩

◉湖池屋

食べ過ぎなければ大丈夫？

ポテトチップスというと、「カロリーが高い」「塩分が多い」というイメージがありますが、確かにカロリーは高いようです。この製品の場合、1袋（60g）あたり337kcalですから、子どもが食事のほかにこれを1袋食べてしまうとカロリーの摂りすぎになる恐れがあります。ですから、お子さんに食べさせる際には1袋を何日かに分けさせて食べるようにするのがよいでしょう。

また食塩は1袋に0・7gですので、それほど多いという感じではありませんが、食塩は食事からも摂るので、やはり食べすぎには注意した方がよいでしょう。

それから添加物ですが、この製品の場合、調味料（アミノ酸等）のみです。調味料（アミノ酸）は、L－グルタミン酸Na（ナトリウム）をメインとしたものです。L－グルタミン酸Naは、もともとはこんぶに含まれるうま味成分で、現在はサトウキビなどを原料に発酵法によって製造されています。動物実験では毒性はほとんど見られていませんが、人間が一度に大量に摂取すると、人によっては腕や顔に灼熱感を覚えたり、動悸を感じたりすることがあります。また、あまりにも多くの食品に使われているため、味の画一化、さらに、L－グルタミン酸Naが添加されていないと、「おいしくない」と感じてしまう、いわゆる「味音痴」を生み出しているという問題もあります。

ポテトチップスの場合、ほかにコンソメ味やガーリック味などたくさんの種類が出ていて、調味料（アミノ酸等）のほかに香料や酸味料、着色料、甘味料など様々な添加物が使われています。添加物の多い製品を食べると、口内や胃の粘膜が刺激されて、胃が痛んだり、重苦しくなったり、張った感じになる胃部不快感に陥ることがあります。

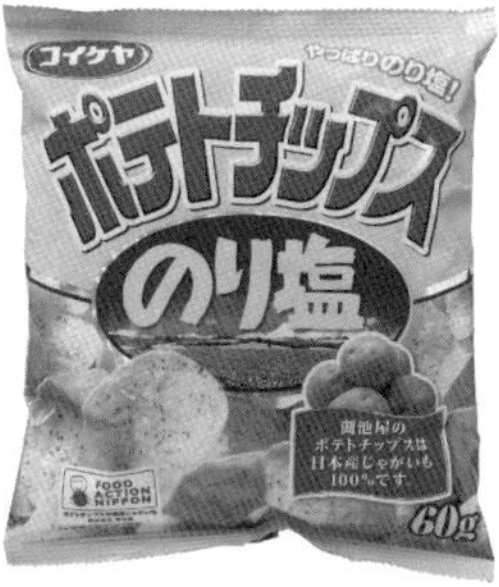

★食品原料 馬鈴薯（日本、遺伝子組換えでない）、植物油、食塩、青のり、あおさ、香辛料、酵母エキスパウダー

★添加物 調味料（アミノ酸等）

★栄養成分 （1袋60gあたり）エネルギー337kcal、たんぱく質2.2g、脂質21.6g、炭水化物33.5g、食塩相当量0.7g

じゃがりこ サラダ

◉カルビー

乳化剤と調味料の使用は残念だが……

1995年に発売されて以来、ずっとスナック菓子のトップの座を占めている製品です。「一度食べ始めると、なかなか止まらない」という声をよく聞きます。カリッとした食感と口の中にじわっと広がるうま味が、子どもも大人もたまらないようです。

乳化剤（大豆を含む）について、カルビーに問い合わせると、「乳化剤は、ショ糖脂肪酸エステル、グリセリン脂肪酸エステル、大豆のレシチンを使っています」という答えでした。これらはいずれも安全性に問題はありません。

調味料（アミノ酸等）は、L－グルタミン酸ナトリウムをメインとしたものです。これについては、「楽しいお弁当トマトソース味ミートボール」や「フィッシュソーセージ」、「ポテトチップス のり塩」を参照してください。

それから、植物油で揚げているので、どうしても油が酸化して有害な過酸化脂質ができてしまいます。それを防ぐために、酸化防止剤のV・C（ビタミンC）が添加されています。これは安全性に問題はありません。このほか、香料が添加されていますが、刺激性の強いものではありません。「乳等を主要原料とする食品」については、第1章の「ゆでたパスタにまぜるだけカルボナーラ」を参照してください。

なお、「じゃがいも（遺伝子組換えでない）」と表示されています。実はアメリカでは、遺伝子組み換えによって、害虫に食われにくいじゃがいもが栽培されているのです。日本には少ないながらじゃがいもが輸入されています。そこで、遺伝子組み換えでないものを原料にしていることを強調しているのです。遺伝子組み換えじゃがいもの栽培はまだ少ないので、信用してよいでしょう。

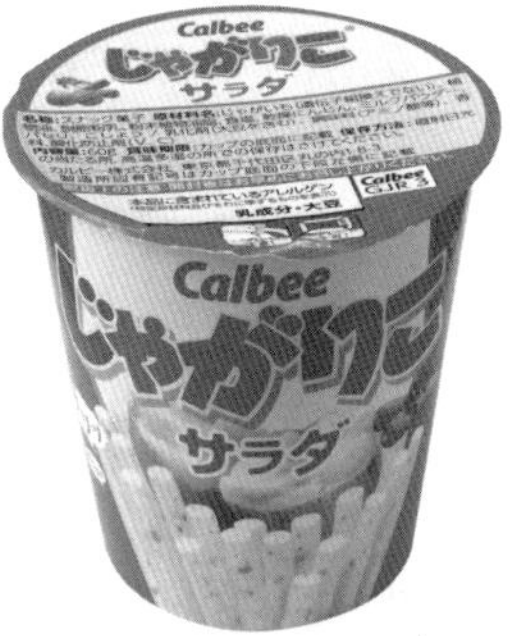

★食品原料 じゃがいも（遺伝子組換えでない）、植物油、乾燥じゃがいも（遺伝子組換えでない）、脱脂粉乳、粉末植物油脂、乳等を主要原料とする食品、食塩、乾燥にんじん、パセリ、こしょう

★添加物 乳化剤（大豆を含む）、調味料（アミノ酸等）、酸化防止剤（V.C）、香料

★アレルギー表示 乳成分、大豆

★栄養成分 （1カップ60gあたり）エネルギー299kcal、たんぱく質4.3g、脂質14.4g、炭水化物38.1g、食塩相当量0.8g

△ おっとっとうすしお味

◉森永製菓

原料のたんぱく加水分解物とは？

貝Ca（カルシウム）には、貝殻未焼成カルシウムと貝殻焼成カルシウムとがあります。貝殻未焼成カルシウムは、貝殻を焼成せずに、そのまま殺菌し、乾燥し、粉末にして得られたものです。主成分は炭酸カルシウムであり、安全性は高いといえます。

一方、貝殻焼成カルシウムは、貝殻を焼いて作られたもので、主成分は酸化カルシウムです。酸化カルシウムは消石灰といい、皮膚や粘膜に付着すると、炎症を起こす場合があります。また、誤飲した場合は、口や食道、胃などがただれたり、脹《は》れたりして痛みを感じることがあります。ただし、食品に添加物として微量使われている分には、ほとんど問題はないと考えられます。

食品原料の「たんぱく加水分解物」は、文字どおりタンパク質を分解したもので、味付けの目的で使われています。ふだん食されているタンパク質を分解したものということから、添加物ではなく、食品に分類されています。タンパク質は、アミノ酸がたくさん結合した状態のものです。ですから、それを分解すると、アミノ酸やそれがいくつも結合したもの（ペプチド）になります。これらはうま味があるので、味付けに使われているのです。たんぱく加水分解物は、酵素を使って分解する方法と塩酸を使って分解する方法とがあり、塩酸の場合、副産物として塩素化合物ができ、それが問題だという指摘があります。ただし、人間の胃の中も塩酸である胃液で満ちており、そこに大量のタンパク質が毎日入ってきます。当然同様に塩素化合物ができているはずですが、それが問題になるということはありません。したがって、仮にたんぱく加水分解物中に塩素化合物が微量できていたとしても、実際にはそれほど問題にはならないと考えられます。

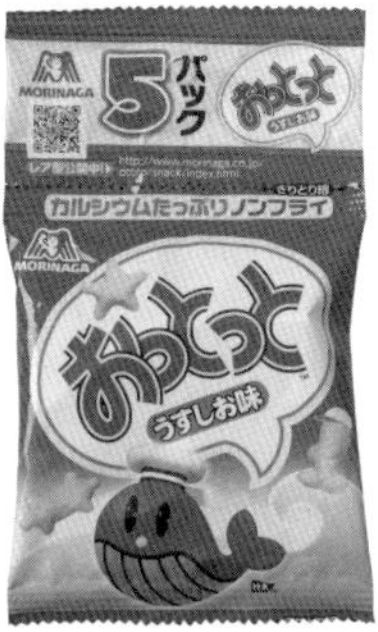

★食品原料 乾燥じゃがいも、小麦粉、ショートニング、とうもろこしでん粉、ホエイパウダー、植物油脂、砂糖、シーズニングパウダー（食塩、乳糖、チキンパウダー、オニオンエキスパウダー、酵母エキスパウダー（大豆を含む）、麦芽糖、香辛料）、食塩、たんぱく加水分解物

★添加物 加工デンプン、調味料（アミノ酸等）、貝Ca、乳化剤、膨張剤、香料、カロテン色素、酸化防止剤（ビタミンE、ビタミンC）

★アレルギー表示 小麦、乳、大豆、鶏肉

★栄養成分（1袋10gあたり）エネルギー44kcal、たんぱく質0.6g、脂質1.2g、炭水化物7.6g、食塩相当量0.2g

△

ドラえもんフーセンガムソーダあじ

◉ロッテ

「ガムベース」の中身はブラックボックス

子どもが喜ぶキャラクターガムの一つですが、意外にも通常のガムよりも添加物は少なく、また合成甘味料も使われていません。ガムベースは、チューインガムの基材になるものです。合成のガムベースは、エステルガムや酢酸ビニル樹脂など10品目ほどあります。ただし、酢酸ビニル樹脂の場合、発がん性のある酢酸ビニルが含まれている可能性があるため、厚生労働省では、樹脂中に酢酸ビニルが5ppm（ppmは100万分の1を表す濃度の単位）以上残っている場合は違反としています。逆から見ると、5ppm未満であれば違反とはならず、使ってもよいということです。

天然のガムベースは、大半は天然ゴム、または樹木から採取した樹液で、毒性の強いものはそれほど見当たりません。ただし、中にはマスチックやホホバロウのように動物実験で、弱いながら毒性の認められているものもあります。しかし、合成も天然もどれを使っていても「ガムベース」という一括名しか表示されていません。

軟化剤は、チューインガム軟化剤の簡略名で、グリセリン、プロピレングリコール、ソルビトールの3品目あります。グリセリンは、脂肪を構成する成分であり、安全性に問題はありません。ソルビトールは、ソルビットともいいます。糖アルコールの一種で、もともとは果実や海藻などに含まれています。工業的にはぶどう糖やデンプンから作られています。その由来や動物実験の結果から、安全性は高いと考えられます。ただし、人間が1日に50g以上摂取すると、下痢を起こすことがあります。プロピレングリコールは、自然界には存在しない化学合成物質ですが、えさに2・45%および4・9%の割合で混ぜて、ラットに2年間食べさせた実験では、異常は見られませんでした。

★食品原料 砂糖、ぶどう糖、水あめ、ゼラチン、カカオ抽出物

★添加物 ガムベース、酸味料、軟化剤、香料、ビタミンC、クチナシ色素

★アレルギー表示 なし

★栄養成分（1パック5枚あたり）エネルギー55kcal、たんぱく質0g、脂質0g、炭水化物13.8g、食塩相当量0g

△ ピュレグミ グレープ味

◉カンロ

比較的自然な香りのグミ

一般にグミは刺激性の強い香料が使われています。それによって嗅覚を刺激し、購買欲をそそろうという狙いがあるからです。しかし、においが強すぎて、人によっては気分が悪くなる心配があります。

ただし、この製品は刺激性の弱い香料が使われていて、比較的自然な香りがします。「ピュレグミ」は、ほかにも「レモン味」や「マスカット味」などがありますが、全般的に香りは穏やかです。

「ピュレグミ グレープ味」の場合、添加物は香料や酸味料、増粘剤のペクチンなど全部で6種類です。香料は刺激性の強いものではありませんが、「香料」としか表示されていないので、具体的に何が使われているのかは分かりません。

ペクチンは、りんごやサトウダイコンなどから得られた多糖類であり、安全性に問題はありません。

炭酸カルシウムは、卵の殻や貝殻の成分であり、人間の骨の成分でもあり、安全性に問題はありません。ちなみに、カルシウムを補給する栄養強化剤です。

ブドウ色素は、ブドウの果皮より抽出されたもので、主成分はアントシアニンです。その由来から安全性に問題はありません。

なお、「コラーゲンペプチド」は、たんぱく質の一種のコラーゲンを分解したもので、ゼラチンと同様なものです。食品に分類されています。

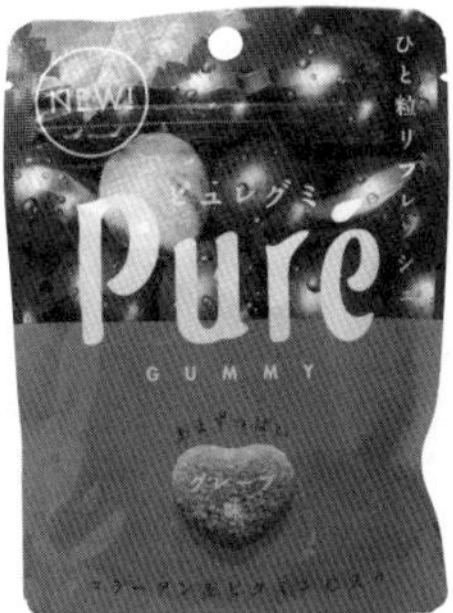

★食品原料 砂糖、水飴、ゼラチン、濃縮ぶどう果汁、コラーゲンペプチド

★添加物 酸味料、増粘剤(ペクチン)、炭酸カルシウム、香料、ビタミンC、ブドウ色素

★栄養成分
(1粒3.5あたり)エネルギー12.0kcal、たんぱく質0.17g、脂質0g、炭水化物2.82g、食塩相当量0.009g

△ ガリガリ君ソーダ

◉赤城乳業

シリーズの中では安全度が高め

子どもたちに大人気の氷菓「ガリガリ君」。様々な種類がありますが、もっともポピュラーな「ガリガリ君ソーダ」の場合、香料や安定剤、着色料などが使われています。

香料は、具体名は分かりませんが、少し刺激性の強いにおいがします。ソーダ味を特徴づけるために使用しているようです。

安定剤として使われているペクチンは、リンゴやサトウダイコンなどから抽出された粘性のある多糖類で、安全性に問題はありません。

スピルリナ青は、ユレモ科スピルリナの全藻より抽出してえられたものです。スピルリナ青を1％ふくむえさをラットに12か月間食べさせた実験では、毒性は認められませんでした。紅花黄（ベニバナ黄）は、紅花の花から抽出された黄色い色素です。マウスやラットを使った実験では、毒性は認められていません。クチナシについては、「おさかなソーセージ」を参照してください。

リキュールにはアルコールが含まれているので、アルコールに過敏なお子さんは注意が必要です。乳幼児には食べさせないほうがよいでしょう。

このほか、水飴はデンプンを分解して作った液状の糖で、麦芽糖（ぶどう糖が2個結合したもの）、ぶどう糖、デキストリン（ぶどう糖がいくつか結合したもの）などが混じっています。ほぼ透明で、つや出しや水分を保つ働きがあります。古くから使われていて、安全性に問題はありません。

また、異性化液糖は、ぶどう糖果糖液糖と同じです。

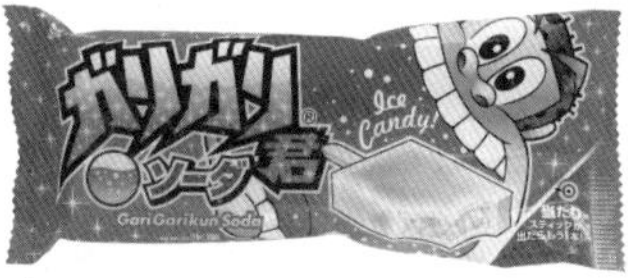

★食品原料 異性化液糖、砂糖、りんご果汁、ぶどう糖、ライム果汁、水飴、リキュール、食塩

★添加物 香料、安定剤（ペクチン）、酸味料、着色料（スピルリナ青、クチナシ、紅花黄）

★栄養成分（1本110mlあたり）エネルギー69kcal、たんぱく質0g、脂質0g、炭水化物18.1g、食塩相当量0.04g

アンパンマンのミニスナック ミルクチョコ

◉フジパン

チョコチップの乳化剤は本当に残留していないか？

アンパンマンは子どもたちにとても人気があるようで、様々なキャラクター製品が売られていますが、この製品もその一つです。食べやすいスティックパンなので、おやつとしてお子さんに食べさせている人もいるでしょう。

パンは基本的にはパン酵母（イースト）でふっくらとさせるものですが、この製品の場合、さらに膨張剤を使っています。膨張剤については、「ビスコ」を参照してください。また、香料については、「それいけ！アンパンマン お魚で作ったおやつソーセージ」を参照してください。

V・C（ビタミンC）は、小麦粉改良剤として使われています。小麦粉に含まれるグルテンに作用して、パン生地をきめ細かくソフトにする働きがあります。ビタミンCは、イチゴやレモンなどに多く含まれる栄養成分であり、安全性に問題はありません。カロチン色素については、「たべっ子どうぶつビスケット バター味」を参照してください。

なお、この製品には「ミルクチョコチップ」が含まれていますが、通常ミルクチョコ

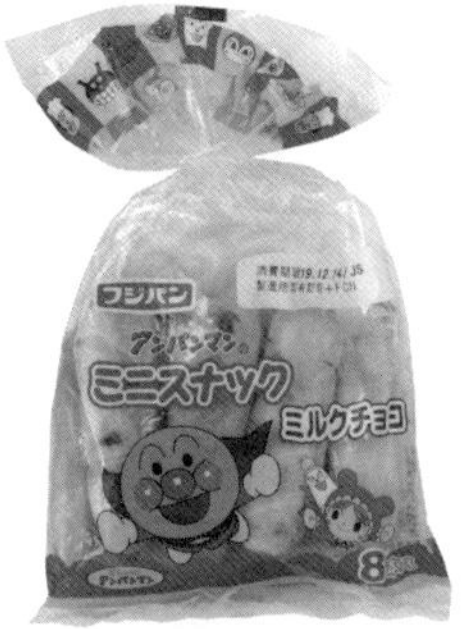

★食品原料 小麦粉、砂糖、マーガリン、ミルクチョコチップ、卵、発酵風味料、全粉乳、パン酵母、ばれいしょ粉末、食塩、植物油脂

★添加物 膨張剤、香料、V.C、カロチン色素

★アレルギー表示 卵、乳、小麦、大豆

★栄養成分（製品1本あたり）エネルギー64kcal、たんぱく質1.1g、脂質2.7g、炭水化物8.7g、食塩相当量0.07g

を製造する場合には、乳化剤（水と油を混じりやすくする働きがある）が使われます。その乳化剤が最終食品、すなわち「アンパンマンのミニスナック ミルクチョコ」に残っていて、効果を発揮している場合、それを添加物として表示しなければなりません。ところが、この製品には、「乳化剤」という表示はありません。

ミルクチョコチップはそのままパンに残っており、それに含まれる乳化剤もそのまま残留し、乳化剤としての働きを維持していると考えられるので、本来なら表示されなければならないものです。

△ 明治プロビオヨーグルトR-1

●明治

男の子には多少ながら不安がつきまとう

第1章で［明治プロビオヨーグルトR-1ブルーベリー］を取り上げましたが、その姉妹品です。［明治プロビオヨーグルトR-1］が基本的な製品で、これにブルーベリー果肉や香料、合成甘味料のスクラロースなどを加えたものが、［同ブルーベリー］です。［明治プロビオヨーグルトR-1］には、スクラロースは使われていません。その代わりに天然甘味料のステビアが使われています。

ステビアは、南米原産のキク科・ステビアの葉から抽出した甘味成分です。砂糖の甘味とは違いがあります。

昔からステビアの葉は、不妊・避妊作用があるといわれていて、それを裏付ける動物実験もあります。一方で、それを否定する動物実験の結果もあり、どちらが本当なのか、よく分からない面があります。

ただし、EU（欧州連合）委員会では、1999年、ステビアが体内で代謝してできる物質（ステビオール）が動物のオスの精巣に悪影響があり、繁殖毒性が認められたとの理由で、使用を認めないことを決めました。

その後、もう一度安全性について検討が行なわれ、同委員会は、2011年12月から、体重1kgあたり4mg以下の摂取に抑えるという条件付きで使用を認めたのです。

こうした経緯でEUでは使用が認められることになったのですが、育ち盛りのお子さん、とくに男の子の場合、食べさせるのには多少不安が残ると思います。

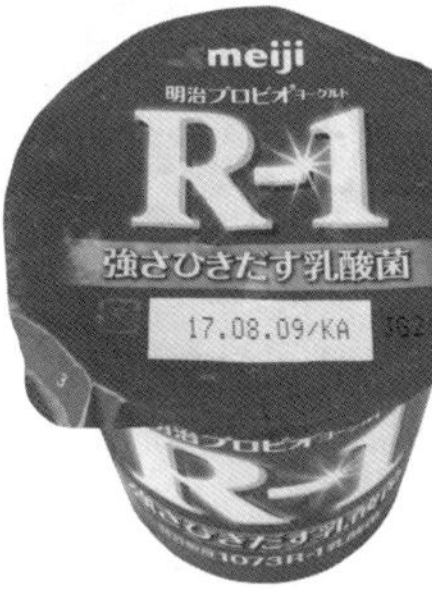

★食品原料 生乳、乳製品、砂糖

★添加物 甘味料(ステビア)

★アレルギー表示 乳成分

★栄養成分 (1個112gあたり) エネルギー89kcal、たんぱく質3.9g、脂質3.4g、炭水化物10.8g、食塩相当量0.13g

△ グリコ プッチンプリン

◉江崎グリコ

増粘多糖類の具体名が知りたい

代表的なプリンです。プリンを固めるために使われている糊料の増粘多糖類は、樹木の分泌液、植物の種子、海藻、細菌などから抽出した粘性のある多糖類で、全部で30品目程度あります。それほど毒性の強いものはないのですが、次のように問題のあるものもあります。

・トラガントガム　マメ科のトラガントの分泌液を乾燥してえられたもの。1・25、5％ふくむえさをマウスに96週間食べさせた実験で、前胃に乳頭腫、がんの発生が認められました。ただし、用量依存性が認められなかったことから、「発がん性がある」という結論にいたりませんでした。しかし、安全とも言い難いものです。

・ファーセレラン　ススカベ科フルセラリアの全藻より抽出したもの。鶏卵1個あたり5mgを投与したところ、ヒナの目や上顎に異常が認められました。

・カラギーナン　ミリン科キリンサイ属などの全藻より抽出したもの。ラットに発がん物質を投与し、カラギーナンを15％含むえさをあたえたところ、結腸腫瘍の発生頻度が高くなりました。

増粘多糖類は単独で使われた場合、具体名が表示されますが、2品目以上使った場合、「増粘多糖類」という表示でよいことになっていて、何が使われているのかわかりません。

カロテン色素（カロチン色素）は、植物や動物に含まれる黄、だいだい、赤を示す色素です。詳しくは、［たべっ子どうぶつビスケット　バター味］を参照してください。なお、この製品には刺激性の強い香料が使われています。

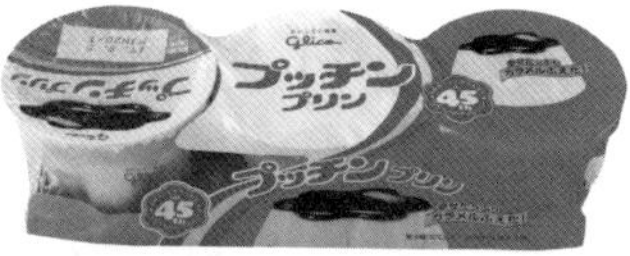

★食品原料 乳製品、砂糖、カラメルシロップ、植物油脂、生乳、ローストシュガー、コーンスターチ、卵粉、食塩、寒天

★添加物 糊料（増粘多糖類）、香料、乳化剤、カロテン色素、カラメル色素、酸化防止剤（V.C）

★アレルギー表示 卵、乳成分

★栄養成分（1個67gあたり）エネルギー95kcal、たんぱく質1.1g、脂質4.6g、炭水化物12.3g、食塩相当量0.1g

Newヤクルト

◉ヤクルト

乳酸菌の効果は人による

乳酸菌飲料を世の中に広めたのは、この製品といえるでしょう。「お腹によい」というイメージで、販売拡大をどんどん行っていきました。

現在、この製品はトクホ（特定保健用食品）の許可を得ています。パッケージには、「腸内環境を改善」と大きく表示されています。そして、許可表示として「生きたまま腸内に到達する乳酸菌シロタ株（L．カゼイYIT9029）の働きで、良い菌を増やし悪い菌を減らして、腸内の環境を改善し、おなかの調子を整えます」と書かれています。１日摂取目安量は１本（65㎖）です。

乳酸菌シロタ株は、ヤクルトの創設者である代田（しろた）稔・医学博士が1930年に発見したもので、正式名はラクトバチルス・カゼイ・シロタ株。「シロタ」は、代田博士にちなんだものです。この乳酸菌は、胃液や胆汁などの消化液でも死滅せず、腸まで届くのが特徴だといいます。

乳酸菌シロタ株は、腸内環境を整えることが分かっていて、それを含む「Newヤクルト」は、トクホの許可を得ているのです。ただし、人によって効果はまちまちのようです。私も何度か飲んだことがありますが、効果を実感したことはありません。

糖類の濃度が高いため甘いので、カロリーも高いと思われがちですが、１本（65 ml）あたり50ｋｃａｌですから、高いというほどではありません。

なお、香料が添加されているため、独特のにおいがありますが、具体的に何が使われているのかは表示されていません。

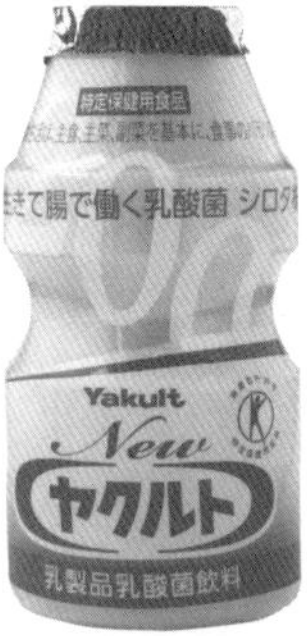

★食品原料 ぶどう糖果糖液糖、砂糖、脱脂粉乳

★添加物 香料

★アレルギー表示 乳

★栄養成分（1本65ml あたり）エネルギー50 kcal、たんぱく質0.8g、脂質0.1g、炭水化物11.5g、食塩相当量0〜0.1g

なっちゃん！オレンジ

◉サントリーフーズ

果汁は35％、では残りの65％は…？

子ども向けのオレンジジュースとして売られている製品です。ボトルには「果汁35％」「人工甘味料・着色料・保存料不使用」と表示されています。では、残りの65％は何でしょうか？

それは、水と糖類、そして添加物の酸味料、香料、ビタミンCということになります。酸味料はその名の通り、酸味を出す添加物のことです。アジピン酸、クエン酸、乳酸、リンゴ酸、コハク酸、酒石酸、リン酸など合成が24品目あり、天然は、イタコン酸とフィチン酸です。

最も多く使われているのは乳酸で、そのほか、クエン酸やリンゴ酸もよく使われています。ほとんどがもともと果実や野菜などに含まれている成分です。ただし、酸味料の組み合わせや添加量によっては、口内や胃の粘膜を刺激するという問題が出てくるでしょう。また、どれをいくつ使っても「酸味料」としか表示されないため、具体的に何が使われているのか分かりません。

それから食品原料の「果糖ぶどう糖液糖」は、果糖とぶどう糖が混じった液状の糖です。まずデンプンを分解してぶどう糖を作りますが、ぶどう糖は甘味が弱いので、酵素を使って甘味の強い果糖に変化させます。そのため果糖とぶどう糖が混じった状態になるのです。ぶどう糖を果糖に変えることを異性化といい、異性化糖ともいわれています。

ぶどう糖は単糖類の一つで、体内では重要なエネルギー源となります。果糖も単糖類の一つで、果物に多く含まれる甘味度の高い糖です。どちらも安全性に問題はありませんが、とり過ぎると肥満や高血糖の原因になります。

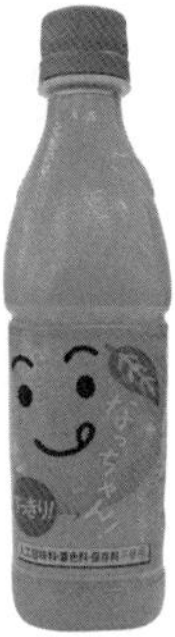

★食品原料 果実（オレンジ、マンダリンオレンジ）、糖類（果糖ぶどう糖液糖、砂糖）

★添加物 酸味料、香料、ビタミンC

★栄養成分（100mlあたり）エネルギー44kcal、たんぱく質0g、脂質0g、炭水化物10.7g、食塩相当量0.05g

△ 小岩井 純水りんご

◉キリンビバレッジ

添加物は3種類のみ

ボトルには、「育てた人の顔が見える安心の指定農園果実をきれいな純水で仕上げました。素材の味わいが楽しめるすっきりとしたおいしさです」、「小岩井ブランドのものづくりの精神に基づき、キリンビバレッジ株式会社が開発しお届けしています」と書かれています。また「着色料、保存料不使用」「果汁20％」とも。

果汁は20％しか含まれていないため、そのほかは果糖ぶどう糖液糖、酸味料、香料、安定剤のキサンタンガム、水ということになります。試飲したところ、100％ストレートジュースのような濃厚さはありませんが、すっきりとした味わいで、飲みやすい印象でした。香料が使われていますが、穏やかなにおいです。

添加物は3種類。酸味料については、「なっちゃん！オレンジ」を参照してください。安定剤は、成分を均一に保って、下に沈むのを防ぐためのものです。キサンタンガムは、細菌のキサントモナス・キャンペストリスの培養液から得られた多糖類です。健康な男性5人に1日に10・4～12・9g（3回に分けて）のキサンタンガムを23日間与えたところ、血液、尿、免疫、善玉コレステロールなどに影響は見られず、総コレステロールが10％減っていました。この結果とキサンタンガムが多糖類であることを考え合わせると、人間への悪影響はほとんどないと考えられます。

ちなみに、姉妹品に「小岩井 純水ぶどう」があります。その原材料は、「ぶどう、砂糖類（果糖ぶどう糖液糖、砂糖）／酸味料、香料」ですが、実は発売当初はカラメル色素が添加されていました。そこで私はそれの問題点と添加の必要がないことを著書の『飲みものの危険度調べました』（三才ブックス刊、2014年2月発行）で指摘しました。するとまもなくしてカラメル色素の使用を止めたのです。

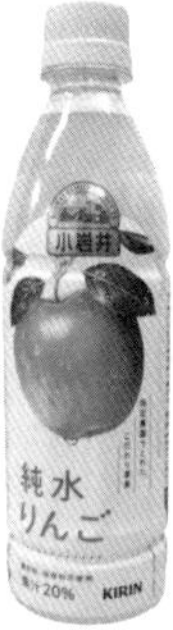

★食品原料 りんご、果糖ぶどう糖液糖

★添加物 酸味料、香料、安定剤（キサンタンガム）

★栄養成分（100mlあたり）エネルギー44kcal、たんぱく質0g、脂質0g、炭水化物11g、食塩相当量0.04g

△ ポカリスエット

◉大塚製薬

イメージ以上に糖分が多い

「ポカリスエット」の特徴は、ナトリウム、カリウム、カルシウム、マグネシウムなどのミネラル類が水に溶けて、イオン化していることです。大塚製薬では、「水よりも、ヒトの身体に近い水」と宣伝しています。

汗をかいた後に「ポカリスエット」を飲むと、汗とともに失われたミネラルが速やかに吸収されます。そのため、とくにおいしいと感じるのです。

添加物については、危険性の高いものは見当たりません。香料も穏やかな香りで、刺激性の強いものではありません。

ただし、含まれるミネラルの量は意外に少ないのです。カルシウムの一日所要量（健康の維持・増進のために標準となる摂取量）は６００mgですが、「ポカリスエット」１本（５００ml）に含まれるカルシウムは10mgにすぎません。ですから、１本飲んでもカルシウムの補給にはほとんど役にたちません。また、マグネシウムの所要量は１日に約３００mgですが、１本に含まれるマグネシウムは３mgにすぎません。

カリウムについては、日本人は通常の食品から十分に摂取しているので、あえてスポーツドリンクで摂取する必要はありません。ナトリウムは、日本人は摂りすぎの傾向にあるので、これもあえて摂る必要はありません。

それから、糖類が1本に約30g含まれますが、子どもの場合、1日に摂ってよい糖類は20g程度とされているので、1本飲んだだけで軽くオーバーしてしまいます。したがって、お子さんに飲ませる場合は、何日かに分けて飲ませたほうがよいでしょう。

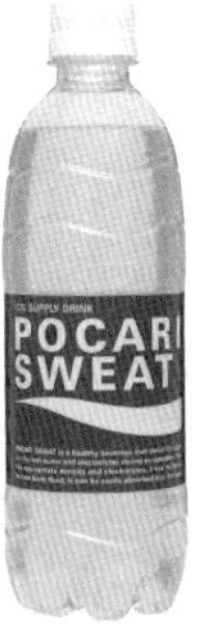

★食品原料 砂糖（国内製造）、果糖ぶどう糖液糖、果汁、食塩

★添加物 酸味料、香料、塩化K、乳酸Ca、調味料（アミノ酸）、塩化Mg、酸化防止剤（ビタミンC）

★栄養成分（100mlあたり）エネルギー27kcal、たんぱく質0g、脂質0g、炭水化物6.7g、食塩相当量0.12g

△

明治ブルガリアのむヨーグルトLB81プレーン

◉明治乳業

便通をよくするトクホ、香料がなければ…

のむヨーグルトの代表格といえる製品です。この製品に使われているLB81乳酸菌は、ブルガリアで古くからヨーグルトの製造に使われていた菌で、それを明治乳業が日本に持ち込んでヨーグルトを製造し、「明治ブルガリアヨーグルト」として販売し始めました。それを飲むタイプのヨーグルトにしたのが、この製品です。

ボトルには、「おなかの調子を良好に保つ」と大きく表示され、トクホマークがあり、許可表示として「LB81乳酸菌の働きにより、腸内細菌のバランスを整えて、おなかの調子を良好に保ちます」と書かれています。

プレーンヨーグルトの「明治ブルガリアヨーグルトLB81」を健康な女子大生106名に食べてもらって観察したところ、排便回数と排便量が増え、便秘が改善されるということが確認されたため、トクホとして許可され、さらに「明治ブルガリアのむヨーグルトLB81プレーン」も同様に許可されたのです。

添加物は安定剤のペクチンと香料です。ペクチンは、水とヨーグルト成分が均一になるようにする目的で使われているものです。ペクチンは、リンゴやサトウダイコンなどから、熱水または酸性水溶液で抽出して得られたもので、安全性に問題ありません。

しかし、残念なのは香料が添加されている点です。多少人工的で刺激性の強いにおいがします。香料で刺激的なにおいをつけて、消費者を引き付けようという安易な発想は止めてもらいたいものです。なお、「明治ブルガリアのむヨーグルト ブルーベリーミックス」「同朝の健康フルーツミックス」には、合成甘味料のアスパルテームが添加されているのでNGです。

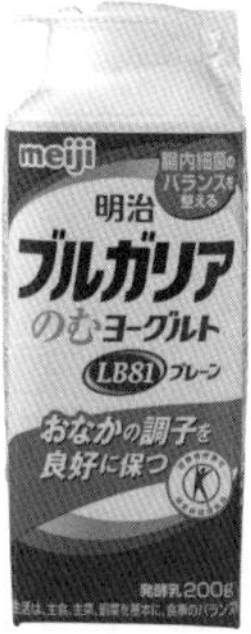

★食品原料 乳製品、ぶどう糖果糖液糖、砂糖

★添加物 安定剤（ペクチン）、香料

★アレルギー表示 乳成分

★栄養成分（100mlあたり）エネルギー68kcal、たんぱく質3.1g、脂質0.6g、炭水化物12.5g、食塩相当量0.1g

△

カルピスウォーター

◉アサヒ飲料

普通のカルピスを飲んだ方がいい

ボトルには、「乳酸菌と酵母、発酵がもつチカラ」と表示され、また「『カルピス』ブランドは1919年に誕生し、今年で100周年を迎えました。」とも書かれています。最近、発酵食品が体によいということで注目されていますが、「カルピスウォーター」の基になっている「カルピス」も発酵食品であり、そのことをアピールしているようです。

ただし、「カルピスウォーター」には、「カルピス」には使われていない酸味料が添加されています。ちなみに「カルピス」の原材料は、「乳、砂糖、香料、大豆多糖類」です。酸味料は前述のように合成が24品目、天然が2品目あります。合成の酸味料は、アジピン酸、クエン酸、グルコン酸、乳酸などで、もともと食品に含まれている成分をまねて化学合成したものが多く、また天然の酸味料は、イタコン酸とフィチン酸です。いずれも安全性にそれほど問題のあるものは見当たりません。

ただし、いずれも酸であるため、多量に使われていると、胃がデリケートな人は刺激を感じることがあります。また、どれが使われていても、「酸味料」としか表示されません。

安定剤の大豆多糖類は、一般飲食物添加物の一つです。一般飲食物添加物は、一般に食品として利用されているものから得られた添加物で、大豆多糖類は、大豆から得られた多糖類です。したがって、安全性に問題はありません。

香料については、「香料」としか表示されないので、何が使われているのかわかりません。ただし、刺激性の強いものではありません。

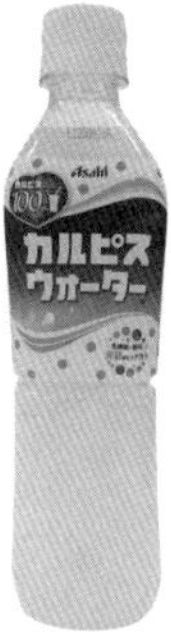

★食品原料 砂糖類（果糖ぶどう糖液糖、砂糖）、脱脂粉乳、乳酸菌飲料

★添加物 酸味料、香料、安定剤（大豆多糖類）

★アレルギー表示 乳、大豆

★栄養成分（100mlあたり）エネルギー45kcal、たんぱく質0.3g、脂質0g、炭水化物11g、食塩相当量0.04g

レッドブル エナジードリンク

◉レッドブル・ジャパン

カフェインと言ってもあなどれない現実

だいぶ以前から盛んにテレビCMが流されている製品で、CMのキャッチコピーは、「レッドブル翼をさずける」です。どうやら翼を付けて空を飛べるような感じになるほど、元気が出るという意味のようです。缶には「アルギニン配合」「パフォーマンスを発揮したい時のために開発されました」とあります。意味不明ですが、何かをしたい時に飲むと、アルギニンの働きで元気が出て、うまくいくことを暗示しているようです。医薬部外品でも、トクホ（特定保健用食品）でも機能性表示食品でもないため、効果や機能を表示することができないので、あいまいな表現になっているのです。

アルギニンは、アミノ酸の一種で、生体中のたんぱく質の構成要素であり、尿素生成の回路として知られる尿素サイクルの重要な一要素です。また、精子の形成に必要ともされています。しかし、第1章の「モンスターエナジー」でも述べたように、アルギニンを摂取したからと言って、「元気が出る」という証拠はありません。

それからこの製品1缶（185ml）には79・92mgのカフェインが含まれます。カフェ

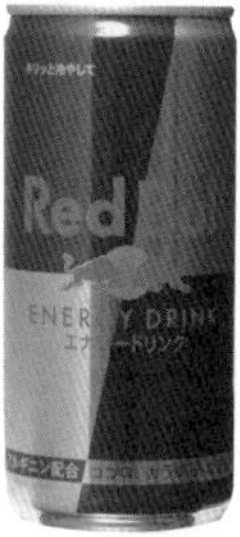

★食品原料 砂糖類（砂糖、ぶどう糖）

★添加物 酸味料、炭酸、香料、L-アルギニン、カフェイン、着色料（カラメル）、ナイアシン、パントテン酸Ca、$V.B_6$、$V.B_2$、$V.B_{12}$

★栄養成分 （100mlあたり）エネルギー46kcal、たんぱく質0g、脂質0g、炭水化物10.8g、食塩相当量0.20g

インは、アルカロイド（植物に含まれる成分で、強い生理作用を持つ）の一種で、中枢神経を興奮させ、眠気を覚ます作用があります。ちなみに、ニコチンやコカイン、モルヒネなどもアルカロイドの一種。カフェインを摂りすぎると中毒を起こし、場合によっては死亡することがあります。２０１５年12月、九州地方の20代の男性がエナジードリンクを飲み過ぎて、カフェイン中毒に陥り、死亡するという事件が報じられました。カフェインは、一度に１０００mg以上摂取すると中毒を起こすとされます。この製品に含まれるカフェインはその10分の１以下ですが、一度に何本も飲むと人によっては中毒を起こすことがあるかもしれません。

超芳醇

◉山崎製パン

イーストフードの中身はわからない

パンを製造するには職人的な技術が必要で、機械で大量生産するのはなかなか難しい面があります。そこで、使われているのが添加物のイーストフードです。

パン酵母（イースト）にイーストフードを混ぜると、パン酵母がそれを吸収して、機械でもパンがふっくらと焼き上がるというものです。「フード」という名前が付いていますが、実際には何種類もの添加物を混ぜ合わせたもので、膨張剤に近いものです。

イーストフードとして使われる添加物は、塩化アンモニウム、炭酸アンモニウム、炭酸カルシウム、リン酸一水素カルシウム、リン酸三カルシウムなど18品目ありますが、これらから5品目程度をピックアップして混ぜ合わせてイーストフードが作られます。

毒性の強いものはそれほど見当たりませんが、例外として、塩化アンモニウムの場合、ウサギに2gを口からあたえた実験で、10分後に死亡したというデータがあるので、毒性が強いといえます。また、リン酸を含むものが多くあります。リン酸を摂りすぎると、カルシウムの吸収が悪くなって、骨が弱くなる心配があります。

本来パンは、パン酵母の働きによってふっくらと焼き上げるべきものです。その意味では、イーストフードを使ったパンは、本物とはいえないのかもしれません。

なお、発酵種とは、パン酵母が使われるようになる以前に、パンの製造に使われていた酵母や乳酸菌などのことです。パン酵母では出せない、パンの味わいを出せるといわれています。最近では、パン酵母に加えて使われるケースが増えています。

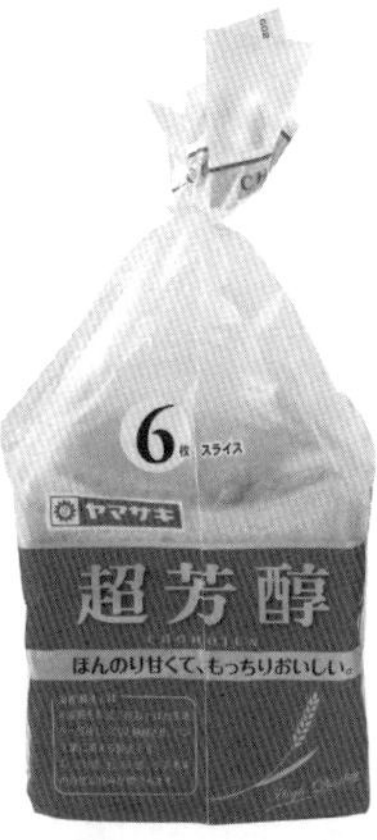

★食品原料 小麦粉、糖類、マーガリン、パン酵母、食塩、バター、発酵種、植物油脂、粉末油脂、醸造酢

★添加物 乳化剤、イーストフード、V.C

★アレルギー表示
一部に乳成分、小麦、大豆を含む

★栄養成分（100gあたり）エネルギー255kcal、たんぱく質8.1g、脂質4.6g、炭水化物45.3g、食塩相当量1.1g

△

麺づくり 鶏だし塩

◉東洋水産

どうしてもカップ麺を食べたいときに

カップめんでおススメできる製品はないものかと常に探しているのですが、なかなか見つかりません。なぜなら油揚げ麺の製品が多く、しかも添加物が多く使われ、さらにカラメル色素が含まれている製品がとても多いからです。そんななかで、おススメできるというほどではないですが、マシなほうと言えるのが「麺づくり 鶏だし塩」です。

ノンフライめんであるため、有害性のある過酸化脂質の量が少なく、また添加物が10種類とカップめんの中では少ないほうです。さらに塩味のためカラメル色素も使われていません。

これまで私はこの製品を何度も試食していますが、ノンフライめんなので、油揚げめんのような独特の油臭さがなく、スープもサッパリしています。それから、L－グルタミン酸Naがそれほど多くないのか、食べていて灼熱感を覚えるということもありません。ただし、ナトリウムが多く、食塩相当量が6・2gなので、スープは残したほうがよいでしょう。

それからもう一つ問題があります。それは、容器が発泡スチロールでできている点です。そのため、熱いお湯を入れると、発がん性のあるスチレンが、ｐｐｂレベル（ｐｐｂは、10億分の1を表す濃度の単位）という微量ながら溶け出してくることがあるのです。したがって、めんを瀬戸物などの容器に移してスープを入れて、お湯を注ぐようにしたほうがよいでしょう。

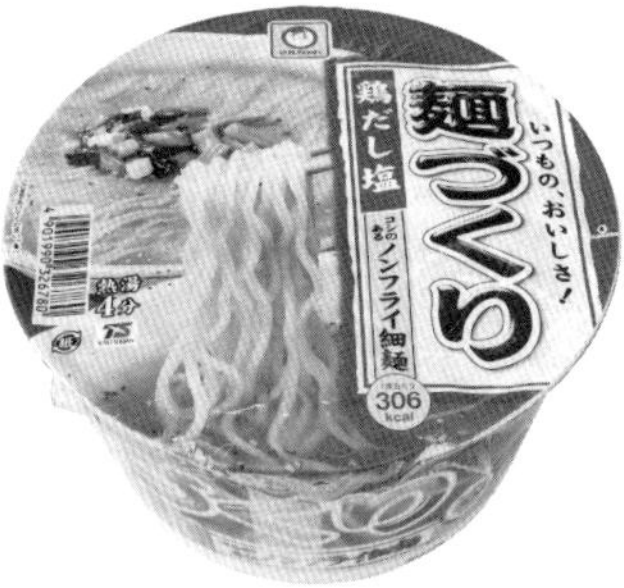

★食品原料 めん（小麦粉（国内製造）、食塩、卵粉、たん白加水分解物）、添付調味料（ラード、チキンエキス、食塩、植物油、しょうゆ、たん白加水分解物、ごま、香味油脂、粉末野菜、デキストリン、香辛料、砂糖、かつおエキス、こんぶエキス、酵母エキス）、かやく（チンゲン菜、メンマ、ねぎ）

★添加物 加工でん粉、調味料（アミノ酸等）、かんすい、炭酸カルシウム、レシチン、酒精、クチナシ色素、酸化防止剤（ビタミンE）、ビタミンB_2、ビタミンB_1

★アレルギー表示 卵、乳成分、小麦、ゼラチン、大豆、豚肉、鶏肉、ごま

★栄養成分 （1食87gあたり）エネルギー316kcal、たんぱく質8.4g、脂質7.6g、炭水化物53.5g、食塩相当量6.2g

△ マルちゃん正麺 旨塩味

◉東洋水産

全体の中では少ない「ノンフライ麺」

インスタントラーメンの中で、マシなほうと言えるのが、「マルちゃん正麺 旨塩味」です。ノンフライめんであり、カラメル色素を含んでいません。ただし、添加物の数は12種類なので、食べた後に少し雑味が残ります。また、めんに油が練りこまれているので、ややくどい味になっています。ちなみに、「マルちゃん正麺」の「醤油味」や「味噌味」などにはカラメル色素が含まれています。

添加物のクチナシ色素とかんすいについては、第1章の「チャルメラしょうゆ」で説明していますので、そちらを参照してください。トレハロースは天然添加物の一種です。麦芽糖を酵素で処理するか、酵母などから抽出したものを酵素処理して得られます。ぶどう糖が二つ結合した二糖類で、きのこやエビなどにも含まれているので安全性に問題はありません。甘味を出すとともに乾燥を防ぐ働きがあります。

また酒精とは、エチルアルコールのことで、一般飲食物添加物です。一般飲食物添加物とは、一般に食品として利用されているものを添加物の目的で使用するというもので、アカキャベツ色素や大豆多糖類など、全部で約１００品目がリストアップされています。

エチルアルコールは、ビールや日本酒などのお酒にも含まれているものなので、安全性に問題はありません。

増粘多糖類は、樹木の分泌液、植物の種子、海藻、細菌などから抽出した粘性のある多糖類で、全部で30品目以上あり、それほど毒性の強いものはないのですが、いくつか問題のあるものもあります。詳しくは、「グリコ プッチンプリン」を参照してください。

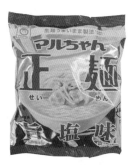

★食品原料 めん(小麦粉(国内製造)、食塩、植物油脂、植物性たん白、卵白)、添付調味料(チキンエキス、食塩、ポークエキス、香味油脂、しょうゆ、野菜エキス、植物油、砂糖、香辛料、魚介エキス、たん白加水分解物、豚脂)

★添加物 加工でん粉、調味料(アミノ酸等)、酒精、トレハロース、かんすい、炭酸カルシウム、レシチン、酸化防止剤(ビタミンC、ビタミンE)、増粘多糖類、香料、クチナシ色素

★アレルギー表示 卵、乳成分、小麦、大豆、豚肉、鶏肉、ごま、ゼラチン

★栄養成分 (1食112gあたり)エネルギー348kcal、たんぱく質9.7g、脂質6.3g、炭水化物63.2g、食塩相当量6.0g

もっちりなめらか本うどん

◉シマダヤ
ポリグルタミン酸の安全性は問題なし

保育園や幼稚園では昼食にうどんを出すところが多いため、うどん好きのお子さんは多いようです。とくにゆでうどんは、ゆで時間が短くて済むので、家庭に常備しているお母さんも多いでしょう。

ゆでうどんといえば「シマダヤ」というくらい、この会社の製品は多くのスーパーで売られています。その一つの「もっちりなめらか本うどん」は賞味期限が比較的長い割には、保存料を含まず、添加物は酸味料とポリグルタミン酸のみです。

酸味料はいずれかの酸ですが、お酢の成分である酢酸でも明らかなように酸には殺菌力があるため、これが保存料の代わりとなって、生めんが腐敗するのを防いでいるのです。合成のものと天然のものとがあります。詳しくは、「なっちゃん！オレンジ」や「マ・マートマトの果肉たっぷりのナポリタン」を参照してください。

ポリグルタミン酸は、納豆菌ガムともいいます。納豆菌の培養液から分離して得られたものであり、その由来から、安全性に問題はないと考えられます。乾燥を防ぐために使われています。

なお、一般にゆでうどんには食塩が含まれていますが、この製品には、食塩はまったく含まれていません。食塩の代わりに大豆油を使って、味を調えているようです。

ちなみに、シマダヤの「太鼓判玉うどん」の原材料は、「小麦粉、食塩/加工澱粉、酸味料」です。こちらは食塩を使っており、添加物は、加工でん粉と酸味料となっています。

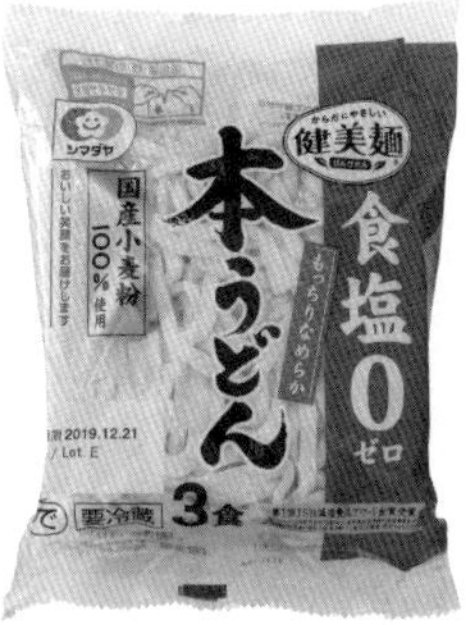

★食品原料 小麦粉、植物油脂(大豆を含む)

★添加物 酸味料、ポリグルタミン酸

★栄養成分 (1食200gあたり)エネルギー260kcal、たんぱく質6.4g、脂質1.9g、炭水化物54.3g、ナトリウム0mg(食塩相当量0g)

△ マルちゃん 讃岐風玉うどん

◉東洋水産

本来の意味合いで使われている添加物

ゆでうどんでシマダヤとシェアを二分しているのが東洋水産の製品です。この製品の食品原料は、一般的な小麦粉と食塩で、添加物は、トレハロースと酸味料です。

トレハロースは天然添加物の一種。麦芽糖を酵素で処理するか、酵母などから抽出したものを酵素処理して得られたもので、天然添加物の一種です。

トレハロースはぶどう糖が二つ結合した二糖類で、きのこやエビなどにも含まれているので安全性に問題はありません。甘味を出すとともに乾燥を防ぐ働きがあるので、添加していると考えられます。

この製品も、保存料を使ってはおらず、酸味料を添加することで保存性を高めています。酸味料については、「なっちゃん！オレンジ」や「マ・マートマトの果肉たっぷりのナポリタン」を参照してください。

ちなみに、東洋水産の「北海道産小麦の玉うどん」の原材料は、「小麦粉（国内製造）、食塩／酸味料」であり、添加物は、酸味料のみです。そして、アレルギー表示は、「小麦」であり、同じです。

パッケージには、「小麦粉と水と塩だけで練りあげました」と表示してあります。うどんは、本来小麦粉と食塩、水から作られるもので、その王道を歩んでいるということでしょう。

ただし、それだけだと腐敗しやすいため、酸味料を添加して、保存性を高めていると考えられます。

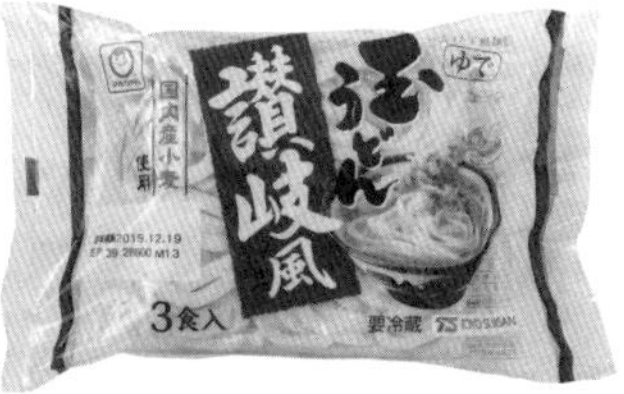

★食品原料 小麦粉、食塩

★添加物 トレハロース、酸味料

★アレルギー表示 小麦

★栄養成分（1人前180gあたり）エネルギー254kcal、たんぱく質7.7g、脂質1.1g、炭水化物53.3g、ナトリウム70〜430mg（食塩相当量0.2〜1.1g）

△ のりたま

◉丸美屋食品工業

カロチノイド色素は、具体的に何を使っている？

ロングセラーを続けているふりかけですが、意外に添加物は少なく、調味料（アミノ酸）、カロチノイド色素、酸化防止剤（ビタミンE）の3種類です。

調味料（アミノ酸）は、L-グルタミン酸Naをメインとしたものです。カロチノイド色素は、動植物に含まれる黄、だいだい、赤を示す色素で、トマト色素、パプリカ色素（トウガラシ色素）、オレンジ色素、β-カロチン、アナトー色素、クチナシ黄色素などがあります。もともと食品に含まれる色素が多いため、安全性は高いのですが、クチナシ黄色素は、やや不安な面があります。というのも、動物実験で下痢や肝臓への悪影響が認められているからです。

クチナシ黄色素は、クチナシの実から抽出された黄色い色素ですが、それをラットに体重1kgあたり0・8～5g経口投与した実験では、下痢が見られ、また肝臓の出血と肝細胞の壊死が認められました。クチナシ色素に含まれるゲニポサイドという物質が腸内で変化して、毒性を発揮すると考えられています。ただし、この投与量は体重が50kgの大人に単純換算すると、40～250gという大量になり、添加物として微量を摂取した場合、どういう影響が現れるのかは分かりません。なお、この製品の場合「カロチノイド色素」という表示しかないため、具体的にどの色素が使われているのかは分かりません。

食品原料の「デキストリン」は、ぶどう糖がいくつも結合した状態のものです。食品の粘度の調整などの目的で使われています。工業的には、デンプンを酵素によって分解することで製造されています。食品として扱われており、安全性に問題はありません。

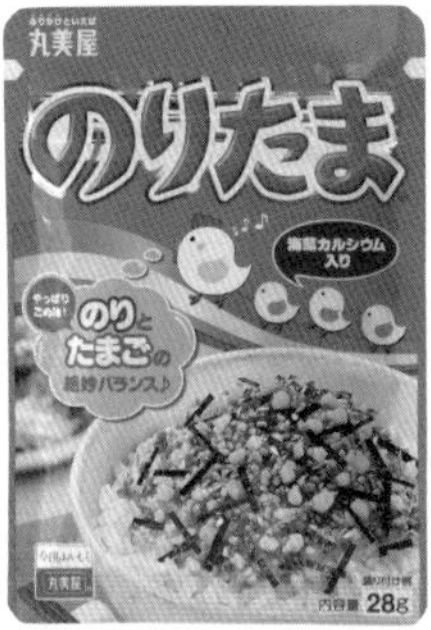

★食品原料 ごま、鶏卵、砂糖、小麦粉、乳糖、大豆加工品、食塩、のり、マーガリン、こしあん、さば削り節、乳製品、エキス（チキン、昆布、魚介、鰹節、酵母）、パーム油、海藻カルシウム、鶏肉、澱粉、醤油、植物性たん白、鶏脂、あおさ、ぶどう糖果糖液糖、抹茶、イースト、みりん、なたね油、卵黄油、香味油、大豆油、デキストリン、還元水あめ

★添加物 調味料（アミノ酸）、カロチノイド色素、酸化防止剤（ビタミンE）

★アレルギー表示 卵、乳成分、小麦、ごま、さば、大豆、鶏肉

★栄養成分（1食・2.5gあたり）エネルギー11kcal、たんぱく質0.58g、脂質0.55g、炭水化物0.99g、食塩相当量0.23g

△ クックドゥ 四川式麻婆豆腐用

◉味の素

カラメル色素を使っていない点は○

仕事や子育てに忙しいお母さんにとって心強い味方になっているレトルトの中華の素。中でも定番の麻婆豆腐の素ですが、カラメル色素を使っている製品が多い中で、この製品には使われていません。したがって、カラメル色素を使っている製品よりも安全度は高いといえます。

加工デンプンは、デンプンに化学処理を施し、酸化デンプンや酸化デンプンなどに変えたもので、全部で11品目あります。詳しくは、「楽しいお弁当 トマトソース味ミートボール」を参照してください。

キサンタン（キサンタンガム）は、細菌のキサントモナス・キャンペストリスの培養液から得られた多糖類です。健康な男性5人に1日に10・4～12・9g（3回に分けて）のキサンタンガムを23日間与えたところ、血液、尿、免疫、善玉コレステロールなどに影響は見られず、総コレステロールが10％減っていました。

この結果とキサンタンガムが多糖類であることを考え合わせると、人間への悪影響はほとんどないと考えられます。

パプリカ色素は、トウガラシから抽出された赤い色素で、その由来から安全性に問題はないと考えられます。

なお、中国の調味料である甜麺醤、豆板醤、豆鼓、香辛料の花椒が使われていますが、伝統的な調味料や香辛料であり、問題はないと考えられます。

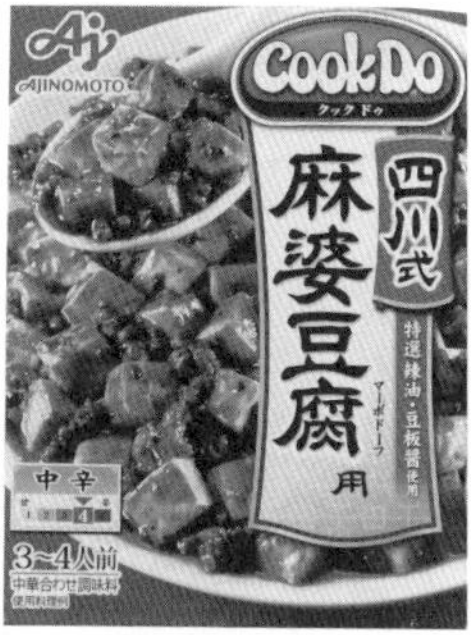

★食品原料 しょうゆ、食用植物油脂(大豆油、ごま油)、甜麺醤、豆板醤、砂糖、豆鼓、にんにくパウダー、食塩、チキンエキス、チキンオイル、唐辛子、花椒、発酵調味料

★添加物 調味料(アミノ酸)、糊料(加工でん粉、キサンタン)、パプリカ色素

★アレルギー表示 小麦、大豆、鶏肉、ごま

★栄養成分 (1人分・30gあたり)エネルギー58kcal、たんぱく質1.5g、脂質3.9g、炭水化物4.3g、食塩相当量1.6g

麻婆豆腐の素 中辛

●丸美屋食品工業

カラメル色素は何を使っているか気になる

この製品もレトルトの麻婆豆腐の素ですが、着色料のカラメル、すなわちカラメル色素が使われています。ここで、カラメル色素について、詳しく見てみましょう。

カラメル色素には次の4種類があります。

カラメルⅠ…デンプン分解物、糖蜜、または炭水化物を熱処理してえられたもの、あるいは酸もしくはアルカリを加えて熱処理してえられたもの。

カラメルⅡ…デンプン分解物、糖蜜、または炭水化物に、亜硫酸化合物を加えて、または酸もしくはアルカリをさらに加えて、熱処理してえられたもの。

カラメルⅢ…デンプン分解物、糖蜜、または炭水化物に、アンモニウム化合物を加えて、または酸もしくはアルカリを加えて、熱処理してえられたもの。

カラメルⅣ…デンプン分解物、糖蜜、または炭水化物に、亜硫酸化合物およびアンモニウム化合物を加えて、または酸もしくはアルカリを加えて、熱処理してえられたもの。

カラメルⅢとⅣは、原料にアンモニウム化合物が含まれるため、それが熱処理によって、発がん性のある4－メチルイミダゾールに変化してしまうのです。カラメルⅠとⅡには、4－メチルイミダゾールは含まれず、それほど問題はありません。しかし、Ⅰ～Ⅳのどれが使われていても、「カラメル色素」としか表示されないため、どれが使われているのか分からないのです。

着色料のカロチノイド（カロチノイド色素）については、「のりたま」を参照してください。

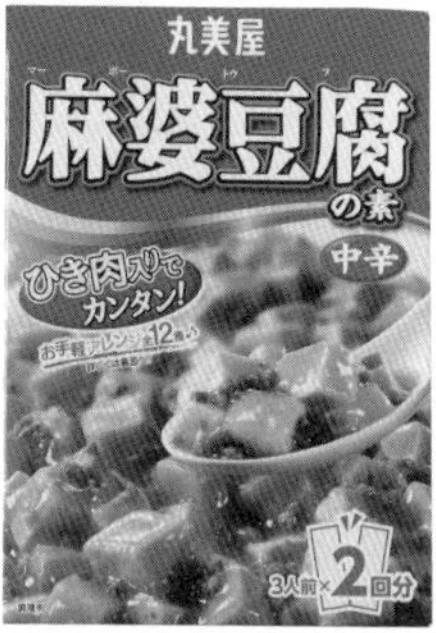

★食品原料〈麻婆豆腐の素〉鶏肉、砂糖、醤油、食塩、米酢、豆板醤、ごま油、エキス(チキン、酵母)、大豆油、たん白加水分解物、発酵調味料、〈トロミ粉〉でん粉、生姜粉末、ねぎ、にんにく粉末

★添加物 調味料(アミノ酸等)、着色料(カラメル、カロチノイド)

★アレルギー表示 小麦、ごま、大豆、鶏肉、豚肉

★栄養成分（1人前・27gあたり）エネルギー62kcal、たんぱく質2.9g、脂質2.6g、炭水化物6.9g、食塩相当量2.6g

△ うちのごはん なすのみぞれ炒め

◉キッコーマン食品

ここでも使われるL-グルタミン酸

「なすだけでササッと5分」と、忙しい主婦にとっては魅力的な言葉が書かれています。また、「化学調味料／着色料不使用」ともあります。

前出の［クックドゥ 四川式麻婆豆腐用］や［麻婆豆腐の素 中辛］でも分かるように、レトルトの中華の素の多くには「調味料（アミノ酸等）」が使われています。これは、L-グルタミン酸Naをメインとしたものです。ご存じのようにL-グルタミン酸Naは、［味の素］の主成分であり、日本人の多くは子どもの頃からL-グルタミン酸Naを口にしているため、その味に慣れてしまっています。そして、L-グルタミン酸Naが入っていないと、「物足りない味」に感じる人が多いのです。そのため、食品企業では、自社の製品にL-グルタミン酸Naを使わざるを得ないという面があるのです。

ところが、この製品の場合、化学調味料であるL-グルタミン酸Naをあえて使わず、そのことを表示しているのです。みりんやしょうゆ、野菜エキス、昆布エキスなどを使うことで、L-グルタミン酸Naを使わなくてもいいようにしているのです。

添加物は、増粘剤の加工でん粉とアルコールのみです。加工でん粉については、「楽しいお弁当トマトソース味ミートボール」を参照してください。

アルコールは、一般飲食物添加物の一つです。デンプンや糖蜜を発酵させ、できたエチルアルコールを蒸留して得られたものであり、安全性に問題はありません。

ちなみに、「うちのごはん すきやき肉豆腐」や「うちのごはん キャベツのごま味噌炒め」も、使用添加物は加工でん粉とアルコールだけです。

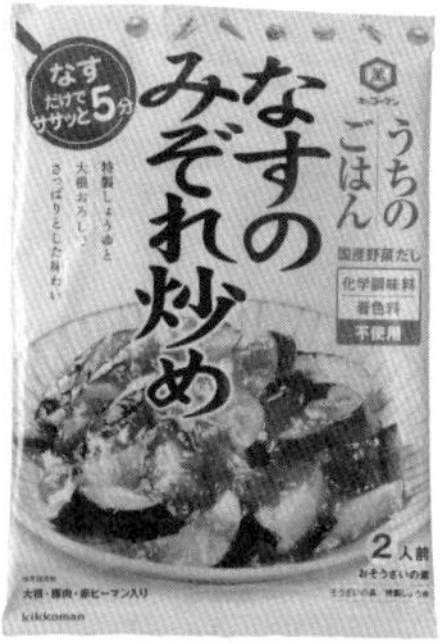

★食品原料 〈そうざいの具〉野菜(だいこん、赤ピーマン)、砂糖、豚肉加工品(豚肉、こしょう)、醸造酢、植物油脂、しょうゆ(大豆・小麦を含む)、野菜エキス、食塩、〈特製しょうゆ〉しょうゆ(大豆・小麦を含む)、昆布エキス

★添加物 増粘剤(加工でん粉)、アルコール

★アレルギー表示 小麦、大豆、豚肉

★栄養成分 (1人分・65.0gあたり)エネルギー44kcal、たんぱく質1.7g、脂質0.7g(飽和脂肪酸0.1g)、炭水化物7.8g(糖質7.3g、食物繊維0.5g)、食塩相当量1.7g

△

マ・マー トマトの果肉たっぷりのナポリタン

◉日清フーズ

酸味料といっても幅広い

スパゲティの中で、「ナポリタンが一番好き」というお子さんは多いでしょう。ただし、ナポリタンの場合、たいていウインナーソーセージが入っているので、それに発色剤の亜硝酸Naが添加されており、お子さんに食べさせるのはためらわれます。ところが、このパスタソースには、ウインナーソーセージもハムやベーコンも使われていないのです。

一方、お子さんが苦手とするピーマンやにんじんなどの野菜が入っています。トマトの味がついているので、お子さんもこれらの野菜を食べやすいことでしょう。

添加物は、加工でん粉、調味料（アミノ酸）、酸味料のみです。ここで、酸味料について詳しく見てみましょう。酸味料は、その名の通り酸味を出すために添加されるもので、合成のものには次のようなものがあります。アジピン酸、L-酒石酸、L-酒石酸ナトリウム、クエン酸、クエン酸三ナトリウム、グルコノデルタラクトン、グルコン酸、グルコン酸カリウム、グルコン酸ナトリウム、コハク酸、コハク酸一ナトリウム、コハク酸二ナトリウム、酢酸ナトリウム、DL-酒石酸、DL-酒石酸ナトリウム、DL-リンゴ酸、DL-リンゴ酸ナトリウム、二酸化炭素、乳酸、乳酸ナトリウム、氷酢酸、フマル酸、フマル酸一ナトリウム、リン酸です。

いずれも何らかの酸であり、もともと食品に含まれているものも多く、毒性の強いものは見当たりません。とくによく使われているのは、乳酸、クエン酸、氷酢酸などです。また天然の酸味料は、イタコン酸とフィチン酸です。いずれも安全性にそれほど問題のあるものは見当たりません。ただし、どれがいくつ使われていても、具体名は表示されず、「酸味料」という一括名しか表示されません。

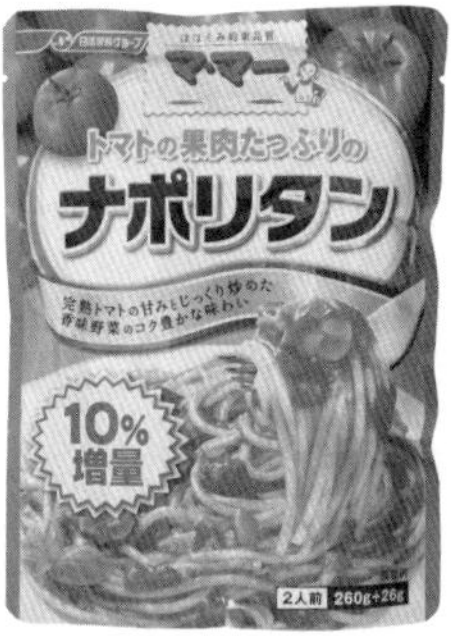

★食品原料 野菜(トマト、たまねぎ、にんじん、ピーマン、にんにく、パセリ)、トマトペースト、砂糖、マッシュルーム、食塩、植物油脂、バター、食酢、香辛料

★添加物 加工でん粉、調味料(アミノ酸)、酸味料

★アレルギー表示 乳成分、大豆

★栄養成分 (1人前・130gあたり)エネルギー92kcal、たんぱく質1.7g、脂質2.1g、炭水化物16.6g、ナトリウム0.881g(食塩相当量2.2g)

△ キユーピーあえるパスタソースツナマヨ

◉キユーピー

加工食品にしては、添加物が少なめ

「ゆでたパスタにあえるだけ!」とあるように、パスタにまぜるだけで簡単にツナマヨスパゲティができるので、忙しいお母さんにとってはありがたい製品でしょう。添加物も、調味料(アミノ酸等)、増粘剤(キサンタンガム)、香辛料抽出物と少なめです。

調味料(アミノ酸等)は、L-グルタミン酸Na(ナトリウム)をメインとしたものです。これまでにも述べてきたようにL-グルタミン酸Naは、もともとはこんぶに含まれるうま味成分で、現在はサトウキビなどを原料に発酵法によって製造されています。動物実験では毒性はほとんど見られていませんが、人間が一度に大量に摂取すると、腕や顔に灼熱感を覚えたり、動悸を感じたりすることがあります。また、あまりにも多くの食品に使われているため、味の画一化、さらに、L-グルタミン酸Naが添加されていないと、「おいしくない」と感じてしまう、いわゆる「味音痴」を生み出しているという問題もあります。ちなみに、調味料(アミノ酸等)は、マヨネーズにもともと含まれていたものと考えられます。

キサンタンガムは、細菌のキサントモナス・キャンペストリスの培養液から得られた多糖類です。健康な男性5人に1日に10・4〜12・9g（3回に分けて）のキサンタンガムを23日間与えたところ、血液、尿、免疫、善玉コレステロールなどに影響は見られず、総コレステロールが10％減っていました。この結果とキサンタンガムが多糖類であることを考え合わせると、人間への悪影響はほとんどないと考えられます。

香辛料抽出物は、にんにくやコショウなど一般に香辛料として利用されているものから抽出された成分です。その由来から安全性に問題はないと考えられます。

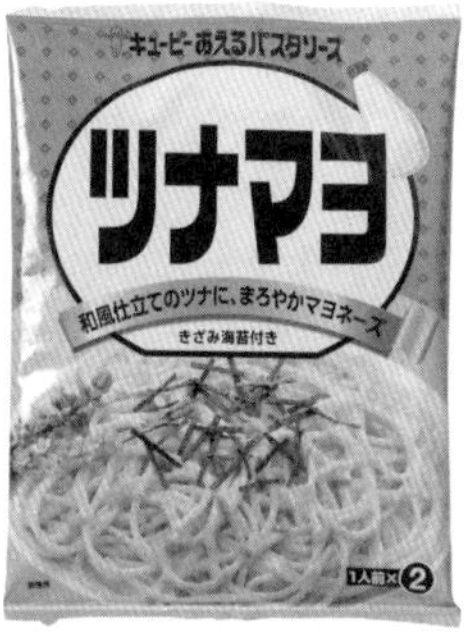

★食品原料 ［ソース］マヨネーズ、まぐろ油漬、植物油脂、まぐろエキス（まぐろエキス、食塩、還元水あめ）、砂糖、しょうゆ、かつお節エキス、食塩、でん粉、酵母エキスパウダー、［トッピング］のり

★添加物 調味料（アミノ酸等）、増粘剤（キサンタンガム）、香辛料抽出物

★アレルギー表示 卵、小麦、大豆

★栄養成分（1食分あたり）エネルギー189kcal、たんぱく質4.7g、脂質17.3g、炭水化物3.3g、食塩相当量2.5g

△ S&B プレミアムゴールデンカレー

◉エスビー食品

安全なカラメル色素を使っている点が◎

「カレーが大好き」という子どもはとても多いと思います。私も子どもの頃はカレーが大好物で、よく母親に作ってもらっていたものです。

ところが、今カレーにとても困った問題が発生しています。それは、ほとんどの市販のカレールゥにカラメル色素が使われているということです。第1章で取り上げた「こくまろカレー」にも使われています。

カラメル色素を添加することで、濃い色に見せるためですが、「麻婆豆腐の素 中辛」でも述べたように、カラメルⅢとカラメルⅣには、発がん性が認められている4-メチルイミダゾールが含まれています。

実は日本に先がけて4-メチルイミダゾールが問題になったのは、アメリカにおいてです。コーラにはカラメルⅢまたはカラメルⅣが使われていて、それには4-メチルイミダゾールが含まれていることが分かっていました。

そして、アメリカ政府の国家毒性プログラムによるマウスを使った実験で、4-メチルイミダゾールに発がん性が確認されたのです。そのためコーラの危険性が問題となったのでした。

ただし、カラメルⅠとカラメルⅡには、4-メチルイミダゾールは含まれておらず、それほど危険性はありません。製品には「カラメル色素」としか表示されていないため、Ⅰ、Ⅱ、Ⅲ、Ⅳのどれが使われているのかわからないのです。

そこで、エスビー食品に問い合わせたところ、「私どものカレーやシチューの製品は、すべてカラメルⅠを使用しております。カラメルⅡ、Ⅲ、Ⅳは使用していません」という答えが返ってきました。カラメルⅠについては、安全性にほとんど問題はありません。

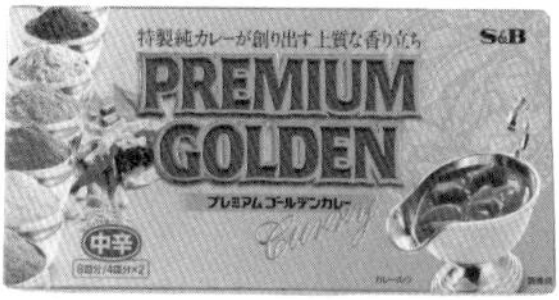

★食品原料 牛脂豚脂混合油脂（国内製造）、小麦粉、カレー粉、砂糖、食塩、でん粉、デキストリン、香辛料、酵母エキスパウダー、香辛料オイル、焙煎香辛料ペースト、たん白加水分解物（ゼラチン）

★添加物 調味料（アミノ酸等）、カラメル色素、酸味料、乳化剤、香辛料抽出物、香料

★アレルギー表示
小麦、乳成分、大豆、ゼラチン

★栄養成分
（1皿分ルウ20gあたり）エネルギー106kcal、たんぱく質1.3g、脂質7.1g、炭水化物9.1g、食塩相当量2.0g

△ ククレカレー

●ハウス食品

加工原料に一抹の不安

レトルトカレーは電子レンジで温めるだけで、子どもにカレーを食べさせることができるので、利用している人も多いと思います。ただし、安全性について不安を抱いている人も少なくないかもしれません。

この製品の場合、添加物を見る限り、それほど危険性の高いものは見当たりませんが、やはり気になるのはカラメル色素です。「カラメル色素」としか表示されていないため、どれが使われているのか分かりません。そこで、ハウス食品に問い合わせたところ、「弊社の製品は、カラメルⅠを使用しております。カラメルⅡ、Ⅲ、Ⅳは使用していません」という答えが返ってきました。

このほか乳酸Caは、ヨーグルトなどに含まれる乳酸にカルシウム（Ca）を結合させたもので、栄養強化剤の一種であり、安全性に問題はありません。カルシウムを補給する働きがあります。ただし、気になるのは、「りんごペースト」や「ソテーオニオン」、「バターミルクパウダー」などの加工された原材料が多く使われている点です。

これらは食品業者にとって、加工食品を製造するうえで使いやすいようで、レトルト食品のほかに冷凍食品でもよく使われています。これらに添加物が含まれていて、それが最終食品であるレトルトカレーにも残っていて、その効果を発揮する場合、添加物名を表示しなければなりません。

しかし、その添加物がレトルトカレーに残っていない、あるいは残っても微量で効果を発揮しない場合は、「キャリーオーバー」ということで表示しなくてもよいのです。なお、これらの判断はメーカーに任されています。

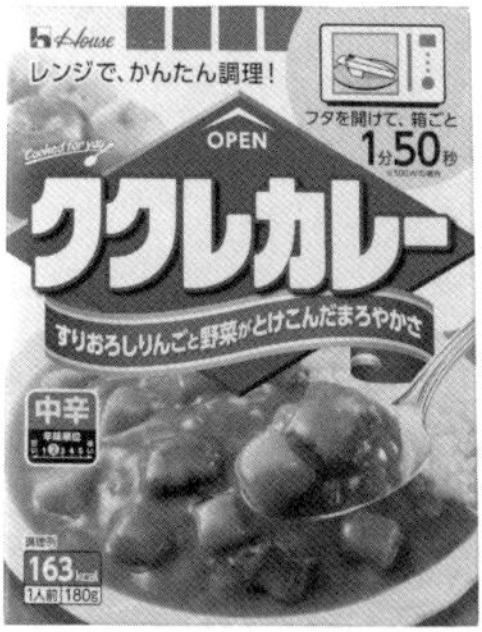

★食品原料 野菜(じゃがいも、にんじん)、牛脂豚脂混合油、牛肉、小麦粉、砂糖、でんぷん、りんごペースト、ソテーオニオン、カレーパウダー、食塩、トマトペースト、バターミルクパウダー、酵母エキス、チャツネ、しょうがペースト、香辛料、ガーリックペースト

★添加物 調味料(アミノ酸等)、乳酸Ca、カラメル色素、酸味料、香辛料抽出物、香料

★アレルギー表示
乳成分、小麦、牛肉、豚肉、りんご

★栄養成分 (1人分180gあたり)エネルギー159kcal、たんぱく質3.9g、脂質7.7g、炭水化物18.4g、食塩相当量2.6g

ケロッグ オールブラン フルーツミックス

●味の素

亜硫酸塩を使わなかった点は素晴らしい

朝食にもおやつにも利用できるということで人気のあるフルーツブラン。各社から販売されていますが、基本的には米や小麦などの穀類とドライフルーツを組み合わせたものです。さらに添加物として、ビタミン類などの栄養強化剤が使われています。

この製品の場合、グリセリン、加工デンプン、酸味料、乳化剤、着色料、ビタミンE以外は、すべて栄養強化剤です。

添加物の多くは、保存料や着色料など業者にとって都合のよいものですが、栄養強化剤は、食品に特定の栄養素を強化するものであって、消費者にメリットのあるものです。栄養強化剤は、ビタミン類（ビタミンC、ビタミンA、ビタミンB_2など）、アミノ酸類（L－バリン、グリシン、L－グルタミン酸、L－テアニンなど）、ミネラル類（塩化マグネシウム、炭酸カルシウム、乳酸カルシウムなど）があります。いずれも、もともと食品に含まれている栄養素か、その類似物質が多いため、安全性の点ではそれほど問題はありません。

栄養強化剤は、表示免除になっている添加物なので、使われても表示されないことがあります。ただし、食品業者の判断で表示されるケースもあり、この製品も表示されています。

このほか、グリセリンは脂肪を構成する成分であり、安全性に問題はありません。

ちなみに、フルーツブランの場合、ドライフルーツを漂白するために亜硫酸塩を使っている製品があります。亜硫酸塩はワインなどにも使われていますが、毒性が強いので、避けるようにしたほうがよいでしょう。なお、この製品は亜硫酸塩不使用です。

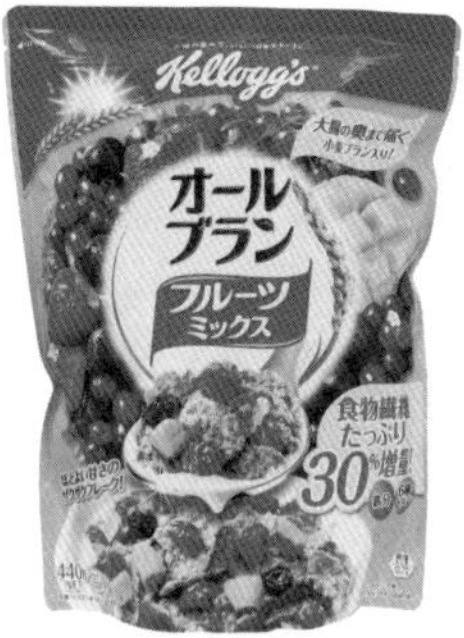

★食品原料 精米、全粒小麦、砂糖、小麦外皮、ドライフルーツ(レーズン、クランベリー、イチゴ)、ぶどう糖果糖液糖、水溶性食物繊維、食塩、麦芽エキス、糖蜜、乳糖、マンゴーピューレ、植物油脂、還元水あめ、でん粉、加工油脂、寒天

★添加物 グリセリン、ビタミンC、加工デンプン、酸味料、鉄、ナイアシン、ビタミンA、乳化剤、ビタミンD、ビタミンB_2、ビタミンB_1、着色料(クチナシ色素、ベニコウジ色素)、酸化防止剤(ビタミンE)

★アレルギー表示 小麦、乳、大豆

★栄養成分 (1食分40gあたり)エネルギー144kcal、たんぱく質2.8g、脂質0.7g、炭水化物34.2g、食塩相当量0.5g

△ ほんだし

◉味の素

ほんだし＝本当のだしではない

実にうまいネーミングで、この製品を「本当のだし」と思っている人もいるようです。しかし、実際には違います。「本当のだし」とは、かつお節や昆布などを煮たててとったものですが、「ほんだし」は、調味料（アミノ酸）の一種であるL－グルタミン酸Naをベースとしたもので、それにかつおぶし粉末やかつおエキス、酵母エキスなどを加えた人工的なだしです。

前述のようにL－グルタミン酸Naは、もともとは昆布に含まれるうま味成分で、現在はサトウキビなどを原料に発酵法によって製造されています。動物実験では毒性はほとんど見られていませんが、人間が一度に大量に摂取すると、腕や顔に灼熱感を覚えたり、動悸を感じたりすることがあります。さらに、L－グルタミン酸Naが添加されていないと、「おいしくない」と感じてしまう、いわゆる「味音痴」を生み出しているという問題もあります。即席だしは、毎日みそ汁を作る際に使われるものなので、その味も毎日脳に刷り込まれることになり、それだけ「味音痴」が生まれやすくなると考えられます。とくに子どもの頃からその味が脳に刷り込まれると、大人になってもL‐グルタミン酸Naが添加されていないと、「味が物足りない」と感じてしまうことになります。

実際に私の周辺でも、L‐グルタミン酸Naが入っていない食品に対して、「味が物足りない」という人が何人もいます。つまり、L‐グルタミン酸Na漬けになっているのです。それを避けたい人は、「ほんだし」を使うのは止めたほうがよいでしょう。

なお、発酵調味料とは、穀物などを発酵させたもので、みりんに近いものです。「小麦たん白発酵調味料」は、小麦たん白を発酵させたものと考えられます。

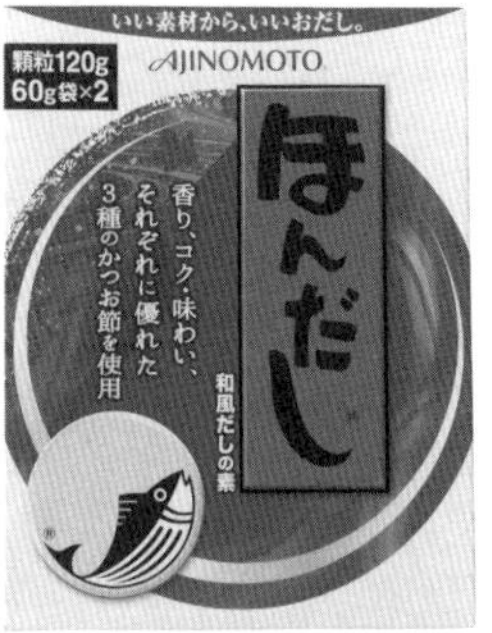

★食品原料 食塩、砂糖類（砂糖、乳糖）、風味原料（かつおぶし粉末、かつおエキス）、酵母エキス、小麦たん白発酵調味料、酵母エキス発酵調味料

★添加物 調味料（アミノ酸等）

★アレルギー表示 小麦、乳成分

★栄養成分（みそ汁1杯分1gあたり）エネルギー2.4kcal、たんぱく質0.27g、脂質0.006g、炭水化物0.31g、食塩相当量0.4g

△

ヤマキ めんつゆ

◉ヤマキ

L-グルタミン酸は不要では？

代表的なめんつゆの一つです。ボトルに「じっくり抽出した鰹一番だしのうま味とコク」と表示されています。ただし、ほかにも添加物の調味料（アミノ酸等）やアルコールなどが使われています。

調味料（アミノ酸等）については「ほんだし」、「楽しいお弁当トマトソース味ミートボール」、「フィッシュソーセージ」などを参照してください。

ちなみに各企業は、「L-グルタミン酸Naを使わないと売れないのではないか？」という呪縛にとらわれているようです。そのため、どうしてもL-グルタミン酸Naを添加してしまうようで、この製品もその一例でしょう。

なぜなら、かつお節やそうだかつお節を使っているにもかかわらず、わざわざL-グルタミン酸Naを添加しているからです。もっと自分たちが作っている、かつお節やそうだがつお節のだしに自信を持ってもらいたいものです。

このほか、アルコールとは、エチルアルコールのことで、一般飲食物添加物の一つです。

エチルアルコールは、デンプンや糖蜜を糖化して発酵させたあと、蒸留して得られたものです。ビールや日本酒、焼酎などにも含まれるものなので、安全性に問題はありません。ただし、アルコールに過敏な人は、注意する必要があるかもしれません。

なお、たん白加水分解物は、大豆や肉などのたんぱく質を分解したもので、食品に分類されています。詳しくは、「おっとっとうすしお味」を参照してください。

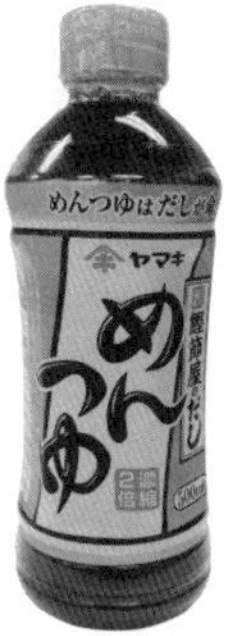

★食品原料 しょうゆ（小麦、大豆を含む）、ぶどう糖果糖液糖、米発酵調味料、砂糖、食塩、ふし（かつお、そうだかつお）、たん白加水分解物、かつおぶしエキス、魚介エキス、こんぶエキス、醸造酢、酵母エキス

★添加物 調味料（アミノ酸等）、アルコール

★栄養成分（100mlあたり）エネルギー79kcal、たんぱく質3.1g、脂質0g、炭水化物16.6g、食塩相当量7.0g

それいけ！アンパンマン ポテト

◉味の素冷凍食品

子どもが好きなポテト、危険な添加物は見当たらない

アンパンマンのほか、「それいけ！アンパンマン」に登場するバイキンマンや食パンマンなどの形をしたポテトフライが入っているので、とくに小さなお子さんは喜んで食べるかもしれませんね。

添加物は、加工でん粉、貝カルシウム、調味料（アミノ酸）です。加工でん粉については［楽しいお弁当トマトソース味ミートボール］、調味料（アミノ酸）については［ほんだし］［楽しいお弁当トマトソース味ミートボール］、［フィッシュソーセージ］などを参照してください。

貝カルシウムには、貝殻未焼成カルシウムと貝殻焼成カルシウムとがあります。貝殻未焼成カルシウムは、貝殻を焼成せずに、そのまま殺菌し、乾燥し、粉末にして得られたものです。主成分は炭酸カルシウムであり、安全性は高いといえます。

一方、貝殻焼成カルシウムは、貝殻を焼いて作られたもので、主成分は酸化カルシウムです。酸化カルシウムは消石灰といい、皮膚や粘膜に付着すると、炎症を起こす場合

があります。また、誤飲した場合は、口や食道、胃などがただれたり、腫《は》れたりして痛みを感じることがあります。ただし、食品に添加物として微量使われている分には、ほとんど問題はないようです。

なお、食品原料の「さつまいもペースト」や「かぼちゃペースト」などに加工でん粉、貝カルシウム、調味料（アミノ酸）が添加されていた場合、それが表示されていることも考えられます。

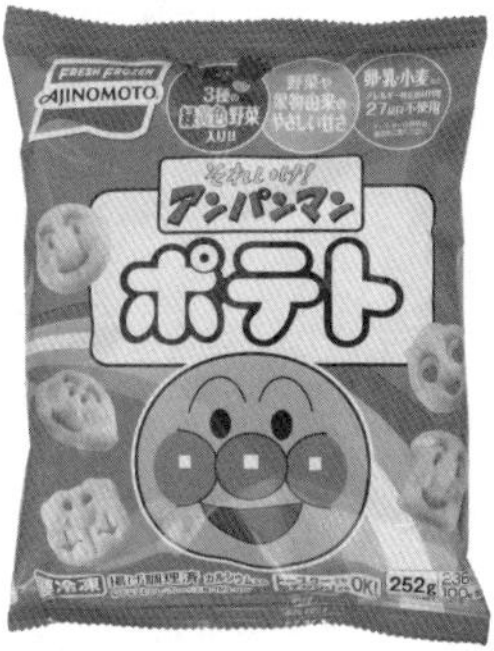

★食品原料 乾燥マッシュポテト、じゃがいも、ぶどう濃縮果汁、でん粉、さつまいもペースト、かぼちゃペースト、にんじんペースト、なたね油、食塩、ほうれん草パウダー、揚げ油（なたね油）

★添加物 加工でん粉、貝カルシウム、調味料（アミノ酸）

★アレルギー表示 本商品は、アレルギー特定原材料等27品目は使用しておりません

★栄養成分（100gあたり）エネルギー236kcal、たんぱく質3.1g、脂質12g、炭水化物29g、食塩相当量0.38g

△ 味の素ギョーザ

●味の素冷凍食品

冷凍餃子を選ぶなら

代表的な冷凍ギョーザです。家庭でギョーザを作るのはなかなか手間がかかるので、この製品はとても人気があるようです。なお、電子レンジで温めるのではなく、フライパンで焼いて食べるものです。

増粘剤のキサンタンは、細菌のキサントモナス・キャンペストリスの培養液から得られた多糖類です。健康な男性5人に、1日に10・4～12・9g（3回に分けて）のキサンタンガムを23日間与えたところ、血液、尿、免疫、善玉コレステロールになどに影響は見られず、総コレステロールが10％減っていました。この結果とキサンタンガムが多糖類であることを考え合わせると、人間への悪影響はほとんどないと考えられます。

また、アルギン酸Naは、海藻にふくまれる粘性物質のアルギン酸にNa（ナトリウム）を結合させたもので、動物実験では毒性は認められていません。健康な大人に1日に8gを1週間与えましたが、まったく毒性は観察されませんでした。

カゼインNaは、牛乳に含まれるたんぱく質の一種のカゼインにNa（ナトリウム）を結

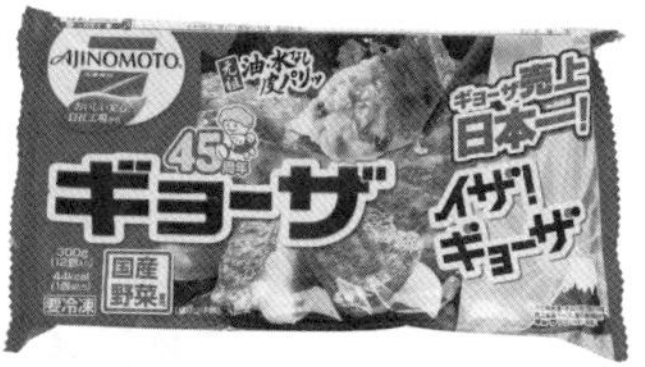

★食品原料 野菜（キャベツ、たまねぎ、にら、にんにく）、食肉（鶏肉、豚肉）、豚脂、粒状大豆たん白、卵白、ごま油、オイスターソース、砂糖、発酵調味料、食塩、香辛料、酵母エキス、皮（小麦粉、なたね油、でん粉、食塩、粉末状小麦たん白、粉末状大豆たん白、大豆粉）

★添加物 調味料（アミノ酸等）、乳化剤、増粘剤（キサンタン、アルギン酸Na）、クエン酸Na、塩化Ca、カゼインNa

★アレルギー表示
小麦、卵、乳成分、ごま、大豆、鶏肉、豚肉

★栄養成分（1個23gあたり）エネルギー45kcal、たんぱく質1.5g、脂質2.7g、炭水化物3.7g、食塩相当量0.29g

合させたものです。糊料として、また成分を安定させるなどの目的で使われています。動物に投与した実験では、中毒を起こして死亡する例もありましたが、それはナトリウムが原因と考えられています。その由来から、添加物として微量使われている分には、ほとんど問題はないと考えられます。

このほか、クエン酸Naは、クエン酸にNaを結合させたもので、安全性に問題はありません。塩化Ca（カルシウム）は栄養強化剤の一つであり、これも問題はありません。

ニッスイ 大きな大きな焼きおにぎり

●日本水産

使用添加物は3種類のみ

食事に、あるいはおやつにも使える焼きおにぎり。家庭で作るのはなかなか面倒ですが、冷凍焼きおにぎりなら、電子レンジで数分温めれば出来上がりです。

この製品のパッケージには、「売り上げNo.1」と大きく表示され、その下には小さな文字で「(株)インテージSRI調べ市販用冷凍食品おにぎり2017年12月〜2019年4月累計販売金額」とあります。冷凍焼きおにぎりは、他の会社からも出ていますが、やや小さめのものなので、このサイズの焼きおにぎりは人気があるのかもしれません。

添加物は、調味料(アミノ酸等)、加工でん粉、増粘剤のキサンタンの3種類です。これらについては、すでに解説しています。調味料(アミノ酸等)については「ほんだし」や「楽しいお弁当トマトソース味ミートボール」、「フィッシュソーセージ」など、加工でん粉については「楽しいお弁当 トマトソース味ミートボール」、キサンタンについては「味の素ギョーザ」を参照してください。

なお、デキストリンは、ぶどう糖がいくつも結合したもので、デンプンを酵素などで処理して得られるものです。また、果糖ぶどう糖液糖とは、果糖とぶどう糖が混じった液状の糖で、異性化糖ともいいます。まずデンプンを分解してぶどう糖を作りますが、ぶどう糖は甘味が弱いので、酵素を使って甘味の強い果糖に変化させます。そのためぶどう糖と果糖が混じった状態になるのです。

ちなみに、ニチレイフーズの「ニチレイ焼おにぎり」の原材料は、「米、しょうゆだれ、食塩、砂糖、しょうゆ、かつおぶし調味エキス、発酵調味液、みりん、加工油脂、こんぶだし、でん粉、酵母エキスパウダー／増粘剤（加工でん粉、キサンタンガム）」です。

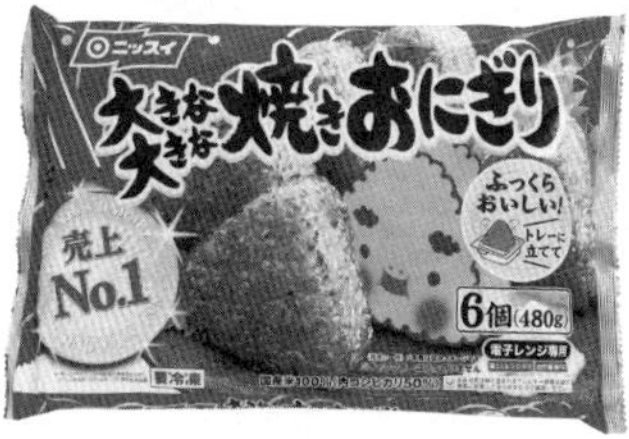

★食品原料 米（国産）、しょうゆ、植物油脂、砂糖、かつおエキス、果糖ぶどう糖液糖、ほたてエキス、食塩、こんぶエキス、酵母エキス、デキストリン

★添加物 調味料（アミノ酸等）、加工でん粉、増粘剤（キサンタン）

★アレルギー表示 小麦、大豆、鶏肉、豚肉

★栄養成分（1個平均重量80gあたり）エネルギー135kcal、たんぱく質2.7g、脂質0.7g、炭水化物29.4g、食塩相当量0.8g

エキスやペーストなどに添加物は使われていないか

市販の加工食品は、食品原料と添加物によって製造されているのですが、最近、食品原料なのか、添加物なのか、分かりにくい原材料が増えてきました。たとえば、「こんぶエキス」や「カツオエキス」などのエキス類、「トマトペースト」「りんごペースト」などのペースト類、「粒状植物性たん白」や「粉末状植物性たん白」などのタンパク類などです。

これらは普段食用として利用されているこんぶやかつお、トマトなどから作られているため、一応食品原料に分類されています。しかし、添加物が使われていないのか、気になるところです。たとえばこんぶエキス。これは、通常こんぶを煮たてて、こんぶから溶け出した、だし成分を含むお湯を煮詰めて濃縮させたものです。ただし、その際に何らかの添加物が使われていないのか、疑問を感じます。

もし、こんぶエキスに調味料のL-グルタミン酸Naが添加されていたとします。そして、L-グルタミン酸Naが最終食品に残っていて、調味料としての効果を発揮した場合、「調味料（アミノ酸）」という表示をしなければなりません。たとえば、即席みそ汁を製造する際に、

column 2

L-グルタミン酸Na入りのこんぶエキスを使ったとして、L-グルタミン酸Naが即席みそ汁に残って、効果を発揮している場合、「調味料（アミノ酸）」という表示をしなければならないのです。

したがって、原材料名に「こんぶエキス」という表示があって、「調味料（アミノ酸）」という表示もある場合、その添加物は「こんぶエキス」に使われていたものである可能性があります。ただし、もし「こんぶエキス」に使われていたL-グルタミン酸Naが、最終食品、すなわち即席みそ汁に残っていないか、あるいは残っていても微量で効果を発揮しない場合、それは「キャリーオーバー」の添加物ということで、表示しなくてもよいことになります。つまり、「こんぶエキス」という表示のみでよいのです。このことは、トマトペーストや粒状植物性たん白などでも同様です。

この最終食品に残って、効果を発揮するかしないかの判断は微妙ですが、その判断はメーカーに任されています。メーカーには、きちんとした判断をしたうえで、適正な表示をしてもらいたいものです。

第3章 子どもに「買ってもいい」食品

○

セブンプレミアム
無塩せきポークウインナーあらびき

発色剤不使用の安心ウインナー

◉セブン＆アイ・ホールディングス

袋には、「この商品はセブン&アイグループと信州ハム株式会社の共同開発食品です」と書かれています。信州ハム（長野県上田市）では、発色剤の亜硝酸Naを使っていないウインナーソーセージ、ハム、ベーコンなどを「グリーンマーク」シリーズとして売り出しています。それをセブンプレミアム仕様にしたものです。

添加物は、貝カルシウムと香辛料抽出物のみ。貝カルシウムには、貝殻未焼成カルシウムと貝殻焼成カルシウムがあります。前者は、貝殻を殺菌・乾燥し、粉末にしたもので、炭酸カルシウムが主成分。後者は、貝殻を焼成して得られたもので、酸化カルシウムが主成分です。どちらも添加物として微量使われている分には問題ありません。

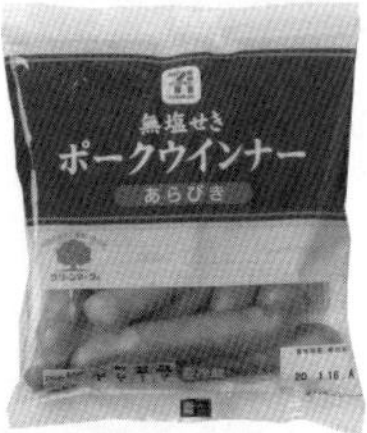

★食品原料 豚肉、豚脂肪、還元水あめ、食塩、水あめ、大豆たん白、ポークエキス、醸造酢、しいたけエキス、酵母エキス、マッシュルームエキス、香辛料、たん白加水分解物、コラーゲン　**★添加物** 貝カルシウム、香辛料抽出物

★アレルギー表示 大豆、豚肉　**★栄養成分**（100gあたり）エネルギー291kcal、たんぱく質14.5g、脂質24.6g、炭水化物3.0g（糖質3.0g、食物繊維0g）、食塩相当量1.4g

トップバリュグリーンアイ ポークあらびきウインナー

添加物は貝カルシウムの1種類

◉イオン

この製品も、発色剤の亜硝酸Naは使われていません。添加物は、貝カルシウムだけです。それについては、「セブンプレミアム 無塩せきポークウインナーあらびき」を参照してください。

たん白加水分解物は、肉や大豆などから得られたたんぱく質を分解したもので、アミノ酸とペプチド（アミノ酸がいくつか結合したもの）の混合物です。添加物ではなく、食品に分類されています。

なお、「トップバリュ グリーンアイ ポークほそびきウインナー」も、亜硝酸Naは使われておらず、添加物は貝カルシウムのみです。

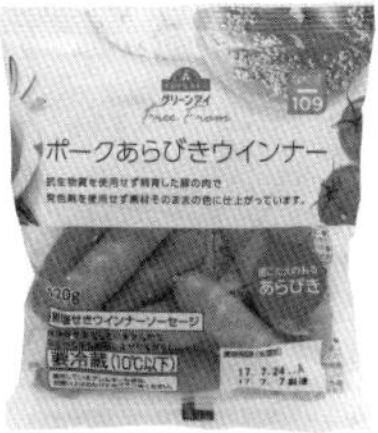

★食品原料 豚肉（アメリカ）、豚脂肪、糖類（粉末水あめ、麦芽糖水あめ、砂糖）、結着材料（でん粉、大豆たん白）、還元水あめ、食塩、かつお節エキス、香辛料、玉ねぎエキス、マッシュルームエキス、酵母エキス、たん白加水分解物（豚肉を含む）

★添加物 貝カルシウム

★アレルギー表示 「大豆、豚肉」の成分を含んだ原材料を使用しています

★栄養成分 （100gあたり）エネルギー268kcal、たんぱく質16.0g、脂質20.6g、糖質4.5g、食物繊維0.4g、食塩相当量1.4g

ハムエッグを作るなら
グリーンマーク無塩せきハム・ロース

◉信州ハム

信州ハムのグリーンマークシリーズの製品で、発色剤の亜硝酸Naは使われていません。添加物は、卵殻カルシウムと香辛料抽出物のみです。

卵殻カルシウムには、卵殻を焼成して得られた卵殻焼成カルシウムと、卵殻を焼成せずに殺菌・乾燥し、粉末にした卵殻未焼成カルシウムとがあります。

前者の主成分は酸化カルシウムで、生石灰ともいいます。生石灰を誤飲すると、口や胃がただれることがありますが、添加物として微量使われている分には問題ありません。

また、後者の主成分は、炭酸カルシウムであり、これは骨にも含まれる成分であり、安全性の高いものです。

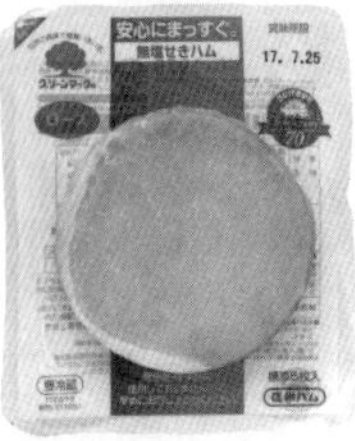

★食品原料 豚ロース肉、乳たん白、糖類（粉末水あめ、砂糖）、食塩、たん白加水分解物、酵母エキス、植物油脂

★添加物 卵殻カルシウム、香辛料抽出物

★アレルギー表示 一部に乳成分、卵、豚肉を含む

★栄養成分（100gあたり）エネルギー118kcal、たんぱく質22.8g、脂質2.7g、炭水化物0.5g、食塩相当量1.6g

トップバリュグリーンアイ ベーコンスライス

茶色こそベーコン本来の色

◉イオン

発色剤の亜硝酸Naは使われていません。添加物は、卵殻カルシウムと香辛料抽出物のみです。

トップバリュグリーンアイシリーズの製品は、安全性を重視して作られています。パッケージには、「抗生物質を使用せず飼育した豚のばら肉に発色剤を使用せず素材そのままの色に仕上がっています」と表示されています。

発色剤の亜硝酸Naを使わないと、どうしても製品が茶色っぽい色になってしまいますが、それが本来のベーコンの色なのです。

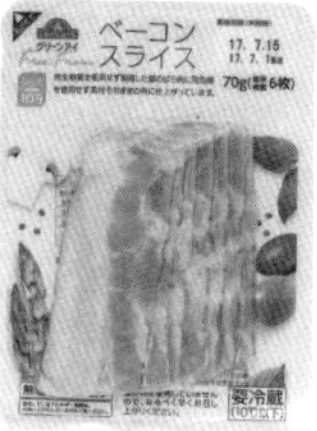

★食品原料 豚ばら肉（アメリカ）、乳たん白、糖類（麦芽糖、砂糖）、食塩、酵母エキス、香辛料

★添加物
卵殻カルシウム、香辛料抽出物

★アレルギー表示 「卵、乳、豚肉」の成分を含んだ原材料を使用しています

★栄養成分 （10gあたり）エネルギー34kcal、たんぱく質1.6g、脂質3.0g、糖質0.1g、食物繊維0g、食塩相当量0.2g

イシイのチキンハンバーグ

安心してお弁当に入れられるハンバーグ

◉石井食品

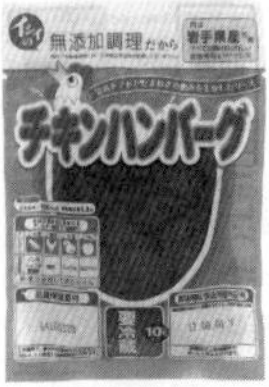

★**食品原料** 鶏肉（岩手県産）、たまねぎ、パン粉（小麦を含む）、ウスターソース、砂糖、しょうゆ（大豆、小麦を含む）、食塩、醸造酢（小麦を含む）、香辛料、なたね油、ソース［ウスターソース、砂糖、トマトペースト、たまねぎ、しょうゆ（大豆、小麦を含む）、醸造酢（小麦を含む）、でん粉、りんごペースト、食塩、香辛料　★**添加物** なし　★**アレルギー表示** 小麦、鶏肉、大豆、りんご　★**栄養成分**（1袋90gあたり）エネルギー151kcal、たんぱく質7.2g、脂質8.8g、炭水化物10.7g、食塩相当量1.2g

この製品には、添加物は一切表示されていません。しかし、「本当に添加物を使っていないの？」と疑問に感じる人もいるでしょう。まずは、パン粉です。パン粉は、パンを乾燥させて粉状にしたものですが、パンの製造には通常イーストフードが使われています。また、ウスターソースも疑問です。製品によってはカラメル色素で着色したものがあるからです。

そこで石井食品に問い合わせたところ、「パン粉は表示のもののみ使っている。ウスターソースはカラメル色素などの添加物は使われていない。トマトペーストやりんごペーストにも添加物は使われていない」ということでした。どうやら添加物は使われていないようです。もし添加物を使っているにもかかわらず、それを表示していないと食品表示法違反に問われます。

贅沢バターのシャルウィ？〈たっぷりマカダミア〉

ショートニング不使用でもサクサクしたクッキー

◉江崎グリコ

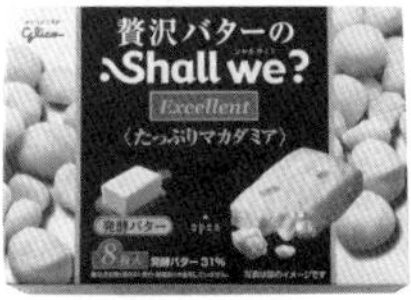

★食品原料 小麦粉、発酵バター、砂糖、マカダミアナッツ、マカダミアナッツパウダー、食塩

★添加物 なし

★アレルギー表示
乳成分、小麦

★栄養成分（1枚・標準11.7gあたり）エネルギー67kcal、たんぱく質0.7g、脂質4.4g、炭水化物6.2g、食塩相当量0.051g

クッキーには、通常膨張剤や香料などが使われています。そのため、食べた際に口に違和感を覚えたり、人工的で刺激的なにおいが鼻を突いてくることがあります。ところが、この製品には膨張剤や香料、その他の添加物も使われていないので、口の違和感や不自然なにおいを感じることなく、安心して食べることができます。バターの濃厚な味わいが活かされた、おいしいクッキーに仕上がっています。

ショートニングを使っていないので、サクサクとした食感はそれほどありません。しかし、硬いわけでなく、口の中でほどよく砕けます。ショートニングには、心臓疾患のリスクを高めることが分かっているトランス脂肪酸が含まれています。それを使っていないので、その点でも安心して食べることができます。

セブンプレミアム

有機むき甘栗

中国産の栗ながら栽培や加工は日本基準

◉セブン＆アイ・ホールディングス

この製品は無添加であり、しかも有機の栗が使われています。値段も手ごろなので、私もしばしば買って食べています。

栗は中国産であり、袋詰めも中国で行われていますが、日本の有機ＪＡＳ認証制度にもとづいて栽培と加工が行なわれています。ですから、農薬や添加物を使っていないことは間違いないでしょう。

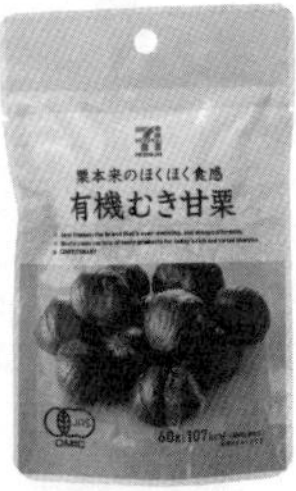

★食品原料 有機栗

★添加物 なし

★栄養成分（1袋60gあたり）エネルギー107kcal、たんぱく質2.6g、脂質0.5g、糖質21.6g、食物繊維3.2g、食塩相当量0g

栗は、食物繊維を多く含み、ミネラル類やビタミン類も含んでいます。小腹がすいた時のおやつとして、あるいは軽食としてもピッタリだと思います。

なお、「ファミリーマートコレクション有機栽培の恵み天津甘栗」も、原材料は中国で有機栽培された栗のみで、添加物は使われていません。

井村屋 カステラ長崎

量に気をつければ、安心して食べられる

◉井村屋

一般にカステラは、膨張剤を使った製品が多く、パサパサしていて、口に違和感を覚えることもあります。しかし、この製品には添加物が使われていないので、しっとりしていて、食べたあとに雑味を感じることもありません。

ただし、糖類の摂りすぎには注意する必要があります。1切れあたり炭水化物が22・7g含まれますが、その多くは糖類と考えられます。ですから、食べすぎると、高血糖や肥満を起こす心配があります。

お子さんに食べさせる場合は、1日に1切れくらいがいいでしょう。それから、食べた後は虫歯にならないように、必ず歯磨きをさせるようにしてください。

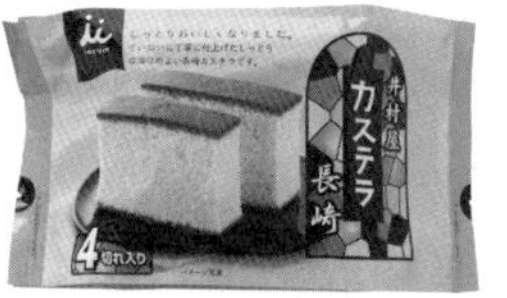

★食品原料 鶏卵（日本）、砂糖、小麦粉、水あめ、もち米あめ、ざらめ糖

★添加物 なし

★アレルギー表示 卵、小麦

★栄養成分（1切れあたり）エネルギー111kcal、たんぱく質2.2g、脂質1.3g、炭水化物22.7g、食塩相当量0.04g

あずきバー

無添加でも適度な硬さのおいしいアイス

◉井村屋

　とても人気のある氷菓で、しかも添加物は使われていません。そのため、自然なあずきの味と香りがします。

　乳化剤や増粘多糖類が使われていないにもかかわらず、アイスキャンディのようにカチカチに硬いというわけではありません。コーンスターチや水あめをうまく配合して、適度な硬さに仕上げているようです。

　ちなみに、井村屋はできるだけ添加物を使わない製品作りを行なっている会社で、カステラやようかんなどにも、添加物を使っていません。あずきなどの原材料も、質の良いものを使っています。

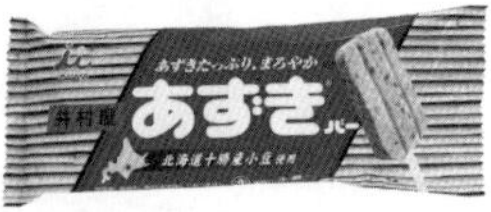

★食品原料
砂糖（国内製造）、小豆、水あめ、コーンスターチ、食塩

★添加物 なし

★栄養成分（1本85mlあたり）エネルギー156kcal、たんぱく質3.3g、脂質0.5g、炭水化物34.6g、食塩相当量0.2g

ハーゲンダッツ ストロベリー

濃厚な味わいを安心して楽しめる

◉ハーゲンダッツ ジャパン

市販の安価なアイスクリームには、通常、乳化剤や香料、増粘多糖類などが使われています。時々「アイスクリームを食べるとお腹をこわす」というがいますが、それは、お腹が冷えるとともに乳化剤が原因しているのかもしれません。

その点、この製品は添加物が使われていないので、安心して食べられます。また、クリームや卵黄をタップリ使っているので、濃厚な味わいがあり、子どもも大人も満足できるでしょう。

このほか、「ハーゲンダッツ グリーンティー」も添加物は使われていません。なお、ウエハースで挟んだ製品は添加物が使われています。また、カップに入った製品も使われているものがあるので注意してください。

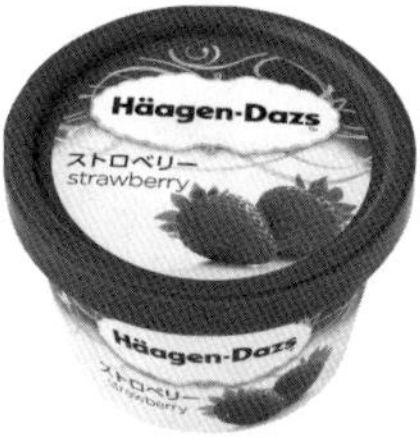

★食品原料 クリーム(北海道(生乳))、脱脂濃縮乳、ストロベリー果肉、砂糖、卵黄

★添加物 なし

★アレルギー表示
一部に乳成分、卵を含む

★栄養成分(1個110ml あたり)エネルギー236kcal、たんぱく質4.2g、脂質14.8g、炭水化物21.4g、ナトリウム44mg(食塩相当量0.1g)

小岩井 生乳100%ヨーグルト

整腸効果のある本当においしいトクホ

◉小岩井乳業

原材料は、生乳（牛から絞ったままの乳）のみで、添加物は一切使われていません。生乳100%のためか、舌触りがなめらかで、酸味の少ない本当においしいヨーグルトに仕上がっています。プレーンですが、そのまま十分食べられます。

しかも、「お腹の調子を整える」というトクホです。「生きたビフィズス菌（ビフィドバクテリウム・ラクティスBB－12）の働きにより腸内の環境を改善し、おなかの調子を良好に保ちます」という許可表示があります。

カルシウムも、100gあたり110mg含んでいるので、カルシウム補給にも適しています。

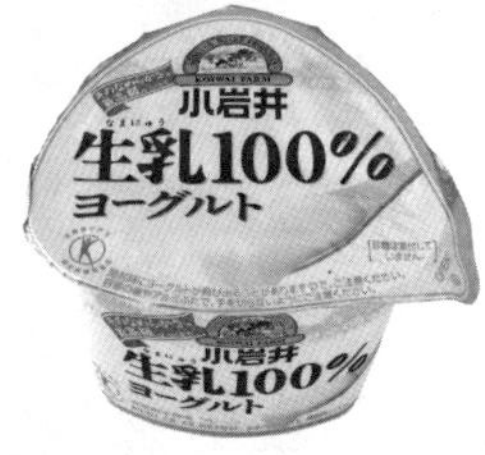

★食品原料 生乳（国産）

★添加物 なし

★栄養成分
（100gあたり）エネルギー65kcal、たんぱく質3.2g、脂質3.8g、炭水化物4.6g、食塩相当量0.12g

明治ブルガリアヨーグルト LB81プレーンヨーグルト

便通を整える乳酸菌入り

◉明治

代表的なプレーンヨーグルトです。原材料は、生乳と乳製品（生乳を原料として作られるクリームや脱脂乳、脱脂粉乳など）のみで、添加物は使われていません。しかも、「お腹の調子を整える」というトクホです。

使用されているＬＢ81乳酸菌は、腸内の悪玉菌が増えるのをおさえて、腸内環境を整える働きがあります。女子大生１０６人にこの製品を食べてもらったところ、便通がよくなり、便秘が改善されたといいます。

また、カルシウムを１００ｇあたり１０９㎎と豊富に含んでいます。ちなみに、３歳～14歳の子どもが１日に必要とするカルシウム量は、４５０～８５０㎎です。

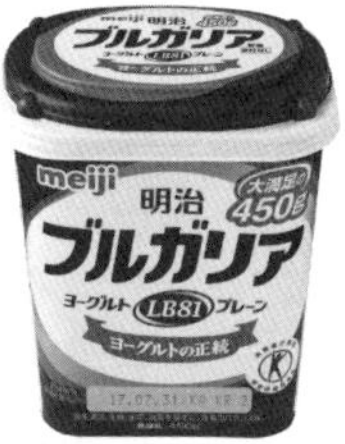

★食品原料 生乳、乳製品

★添加物 なし

★栄養成分（100gあたり）エネルギー62kcal、たんぱく質3.4g、脂質3.0g、炭水化物5.3g、食塩相当量0.13g

森永ビヒダス プレーンヨーグルト

カルシウム補給にも使えるプレーンタイプ

◉森永乳業

乳児の腸内には、善玉菌であるビフィズス菌がたくさん棲息しています。しかし、年齢を重ねるとともにビフィズス菌の割合は減っていってしまうのです。

この製品は、そのビフィズス菌が入ったヨーグルトで、「お腹の調子を整える」というトクホです。人での臨床試験で、排便回数や便性状の改善が認められているといいます。

原材料は、生乳と乳製品のみで、添加物は使われていません。カルシウムが１００ｇあたり１２０㎎含まれているので、カルシウム補給という点でも優れています。

ただし、プレーンタイプ以外で、「ビヒダスヨーグルト アロエ４ポット」には、香料や合成甘味料のスクラロースなどが使われているので避けてください。

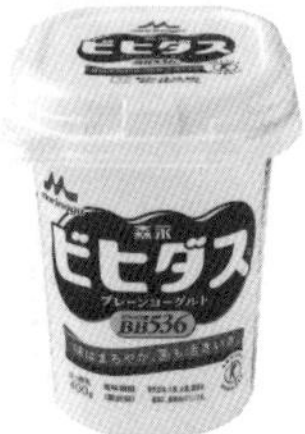

★食品原料 生乳、乳製品

★添加物 なし

★栄養成分
（100g あたり）エネルギー65kcal、たんぱく質3.7g、脂質3.1g、炭水化物5.5g、食塩相当量0.13g

ジョア プレーン

これぞ正しい添加物の使い方

◉ヤクルト

「おなかの調子を整える」というトクホで、1日摂取目安量は1本です。添加物は、乳酸Caとビタミン D のみ。

乳酸Caは、ヨーグルトなどに含まれる乳酸にCa（カルシウム）を結合させたものです。栄養強化剤の一種であり、酸味を持たせるとともにカルシウムの補給にも役立ちます。安全性に問題はありません。

ビタミンDは、カルシウムの吸収を促進させる働きがあります。ビタミン一種であり、これも安全性に問題はありません。

なお、「ジョア ストロベリー」、「ジョアブルーベリー」などのフルーツ味の製品には香料が添加されています。

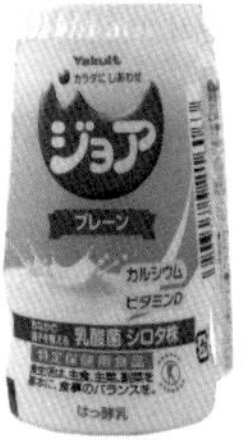

★食品原料
脱脂粉乳、砂糖、クリーム

★添加物 乳酸Ca、ビタミンD

★アレルギー表示 乳

★栄養成分（1本125mlあたり）エネルギー96kcal、たんぱく質5.8g、脂質1.1g、炭水化物15.6g、食塩相当量0.2g

こだわり極プリン

プリン本来の味と香りはこれ

◉栄屋乳業

通常プリンには、乳化剤、糊料（ゲル化剤）、香料、着色料などの添加物が使われています。しかし、糊料を使ったプリンは硬くなってしまい、ふんわりした感じが失われます。また香料によって、プリン本来の自然な香りが失われがちです。

ところが、この製品は添加物を使っていないため、プリン本来の味と香り、食感が楽しめます。とてもふんわりしていて、舌触りがなめらかなのです。

また、ほのかな香りが漂います。そして、食べたあと口の中に変な刺激感が残りません。

ちなみに、乳製品とは、生乳を原料として作られるクリームや脱脂乳、脱脂粉乳などのことです。

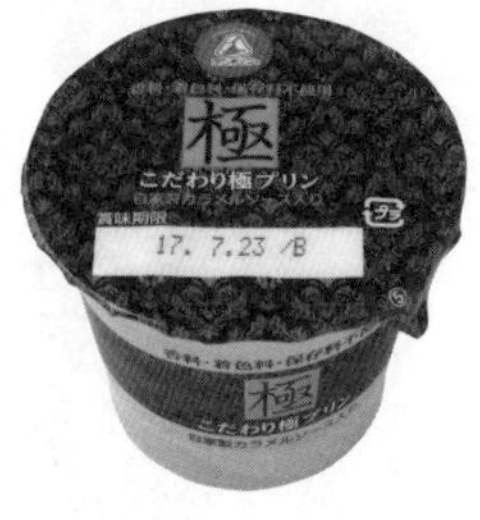

★食品原料
乳製品、砂糖、全卵、卵黄

★添加物 なし

★栄養成分（1個105gあたり）エネルギー169kcal、たんぱく質5.8g、脂質7.4g、炭水化物19.9g、食塩相当量0.2g

おいしい無調整豆乳

大豆だけでつくられた素材本来の味

◉キッコーマン食品

その名の通り、とても「おいしい」豆乳なので、「豆乳が苦手」というお子さんでも、おそらく飲めると思います。

原材料は、カナダまたはアメリカ産の遺伝子組み換えでない大豆だけです。添加物を使っていないため、とてもすっきりとした、雑味のない味になっています。また豆乳独特の青臭さもありません。

それから、栄養的にも優れています。1本（200ml）中にたんぱく質を8・3g含んでいます。ちなみに3歳～14歳の子どもが1日に必要とするたんぱく質量は20～50gです。

それから1本中にマグネシウムを56mg、鉄を1・1mg、カルシウムを34mg含んでいますので、ミネラル補給という点でも適した製品です。

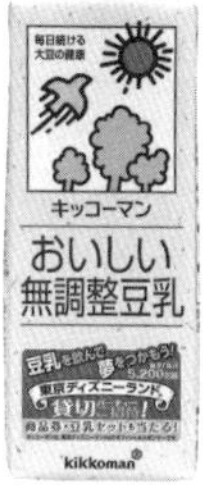

★食品原料 大豆（カナダ又はアメリカ）（遺伝子組換えでない）　**★添加物** なし

★栄養成分（1本200mlあたり）エネルギー113kcal、たんぱく質8.3g、脂質7.3g、炭水化物3.7g、食塩相当量0.0g

十六茶

カフェインゼロで子どもも安心

◉アサヒ飲料

女優・新垣結衣のCMで知られるこの製品。「16素材の健康ブレンド」と表示され、「東洋健康思想に基づいて厳選した十六素材をブレンド」ともあります。「十六茶」が売り出されたのは、1993年ですが、これまで原材料をいろいろと変えて、今の十六素材に落ち着いたようです。

原材料として使われているハト麦や大麦など十六の素材は、昔から飲用や食用として利用されているものなので、問題はないでしょう。なお、カワラケツメイは日本に自生するマメ科の植物で、古くからカワラケツメイ茶として飲用されているものです。

この製品の特徴は、緑茶が使われていないため、カフェインゼロであることです。そのため、子どもでも安心して飲むことができます。

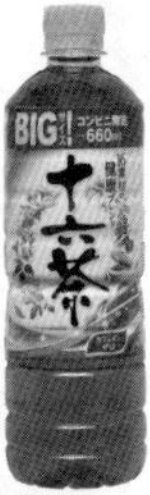

★食品原料 発芽大麦、玄米、とうもろこし、びわの葉、カワラケツメイ、たんぽぽの根、あわ、きび、小豆、エゴマの葉、ごぼう、ナツメ、ミカンの皮

★添加物 ビタミンC

★栄養成分（100mlあたり）エネルギー0kcal、たんぱく質0g、脂質0g、炭水化物0g、食塩相当量0.02g

爽健美茶

現在は緑茶不使用でカフェインゼロ

◉コカ・コーラ カスタマーマーケティングス

［十六茶］が発売された翌年の1994年から全国的に売り出された製品です。「爽健美茶」とは、「爽やかさ、健やかさ、美しさをもたらしてくれる無糖茶」だそうです。

原材料は、ハトムギや玄米、どくだみ、杜仲など体によさそうなものが使われています。いずれの原材料も、古くから食用として利用されているものなので問題ないでしょう。ただし、もし自分に合わないと感じた時は、飲まない方がいいでしょう。

なお、月見草はアカバナ科の多年草で、種子から得られた月見草油は食用として利用されています。またナンバンキビは、トウモロコシの別称です。

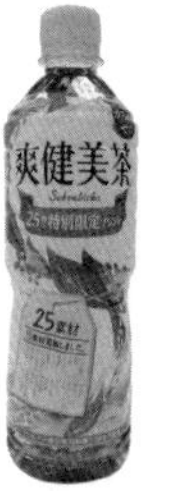

★食品原料 ハトムギ、玄米（発芽玄米2％）、大麦、どくだみ、はぶ茶、チコリー、月見草、ナンバンキビ、オオムギ若葉、明日葉、杜仲葉、ヨモギ、キヌア、タンポポの根、あわ、きび、ひえ、小豆、キダチアロエの葉、シソの葉、柿の葉、びわの葉、桑の葉、オリーブの葉、ハマナス

★添加物 ビタミンC

★栄養成分
（100mlあたり）エネルギー0kcal、たんぱく質0g、脂質0g、炭水化物0g、食塩相当量0.02g

［十六茶］と同様に緑茶が使われていないため、カフェインゼロです。発売当初は緑茶が使われていたのですが、その後リニューアルされ、使われなくなりました。

やさしい麦茶

看板に偽りなく子どもにも「やさしい」

◉サントリーフーズ

麦茶は大麦を焙煎したものですが、ほかに玄米やはと麦などを使っているのが特徴です。添加物は使われていません。

はと麦は、イネ科の植物で、中国では約2000年前から栽培されていたといわれ、中国や東南アジアでは古くから食用として利用されてきました。

海藻エキスは、海藻を煮だして得られたエキス分です。

いずれももともと食品として利用されているものを使っているので、問題はないでしょう。

「やさしい」というネーミング通り、ほかの麦茶飲料に比べて、味はマイルドです。

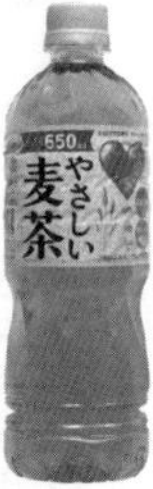

★食品原料
大麦、玄米、はと麦、海藻エキス

★添加物 なし

★栄養成分（100mlあたり）エネルギー0kcal、たんぱく質0g、脂質0g、炭水化物0g、食塩相当量0.001〜0.016g

明治おいしい牛乳

加熱殺菌によるデメリットを技術でカバー

◉明治乳業

今や日本で一番ポピュラーな牛乳といっていいでしょう。ちなみに牛乳とは、生乳（牛から絞った乳）だけを原料に使い、無脂肪固形分８・０％以上および乳脂肪分３・０％以上含むものです。水やその他の原料を加えてはいけません。

この製品は、１３０度℃で2秒間殺菌されています。このような方法で製造された牛乳を超高温殺菌牛乳と言いますが、この殺菌法では、加熱によって焦げ臭が発生してしまい、「まずい」と感じる人が少なくありませんでした。

そこで明治乳業では、加熱殺菌する前に酸素を取り除いて、焦げ臭の発生を減らす技術を開発しました。その技術を使って製造したのが、「明治おいしい牛乳」なのです。

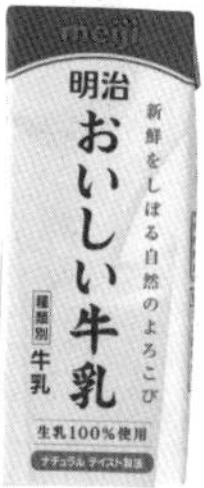

★食品原料 生乳100%

★添加物 なし

★栄養成分
（1本200mlあたり）エネルギー137kcal、たんぱく質6.8g、脂質7.8g、炭水化物9.9g、食塩相当量0.22g

高千穂牧場 カフェ・オ・レ

無添加でもコクのあるカフェオレはできる

◉高千穂牧場

添加物が一切使われていない珍しいカフェオレです。通常カフェオレには、香料や乳化剤、カラメル色素などが使われています。

乳化剤が入っていないと、どうしてもサラッとしたカフェオレになってしまいがちですが、この製品の場合、コクがあって舌触りがなめらかなのです。

その秘密は、牛乳の量にあるようです。「牛乳75％使用」と表示されているように、牛乳の量が多いため、コクのある味になっているようです。

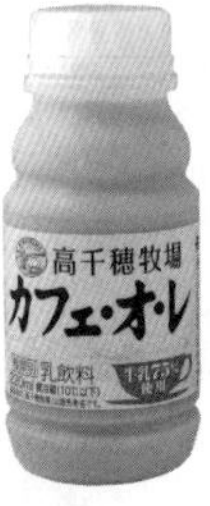

★食品原料
牛乳、砂糖、コーヒー

★添加物 なし

★栄養成分（1本220mlあたり）エネルギー164kcal、たんぱく質5.6g、脂質6.4g、炭水化物20.9g、ナトリウム70mg、（食塩相当量0.18g）

1本（220ml）にカルシウムを191mg含んでいます。大人のカルシウムの1日所要量は600mgなので、約3分の1にあたります。

なお、カフェインが含まれますが、微量なので問題ないでしょう。

1日分の野菜

本物の野菜と同じ栄養素はとれないが…

●伊藤園

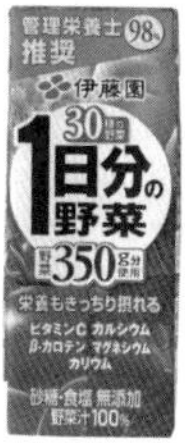

★食品原料 野菜汁（にんじん、トマト、有色甘藷、赤ピーマン、インゲン豆、モロヘイヤ、メキャベツの葉、レタス、ケール、ピーマン、大根、白菜、アスパラガス、グリーンピース、セロリ、しそ、ブロッコリー、かぼちゃ、あしたば、小松菜、ごぼう、ゴーヤ、しょうが、緑豆スプラウト（もやし）、パセリ、クレソン、キャベツ、ラディッシュ、ほうれん草、三つ葉）、レモン果汁、海藻カルシウム、ライスマグネシウム　**★添加物** 塩化マグネシウム、ビタミンC　**★栄養成分**（1本200mlあたり）エネルギー73kcal、たんぱく質1.9g、脂質0g、糖質14.8g、食塩相当量0〜0.6g

「野菜３５０ｇ分使用」と大きく表示されています。厚生労働省では、「健康日本21」（第三次国民健康作り対策として行なった一連の施策のこと）の中で、成人が１日にとる野菜の目標値を３５０ｇ以上としています。それと同じ量の野菜を使っているということです。そのため、さまざまな栄養素を含んでいます。たんぱく質、糖質、食物繊維、各種のビタミン類とミネラル類。さらに、加工の際に失われるビタミンＣを添加物で補っています。

また、不足しがちなカルシウムとマグネシウムを海藻カルシウムとライスマグネシウムで補っています。これらは、海藻や米ぬかから得られたものです。ただし、３５０ｇの野菜に含まれる栄養素をまるごとすべて摂れるというわけではありませんので、その点はご注意ください。

パスコ 超熟

キャッチコピー通り、添加物なしのパン

◉敷島製パン

「余計なものは入れない」というテレビCMで知られる食パンです。その言葉通り、余計な添加物は使われていません。

ただし、バター入りマーガリンが使われているため、それに含まれるトランス脂肪酸がどの程度残っているのか気になるところです。ちなみに、トランス脂肪酸は、悪玉コレステロールを増やし、逆に善玉コレステロールを減らして、心臓疾患になるリスクを高めることが分かっています。

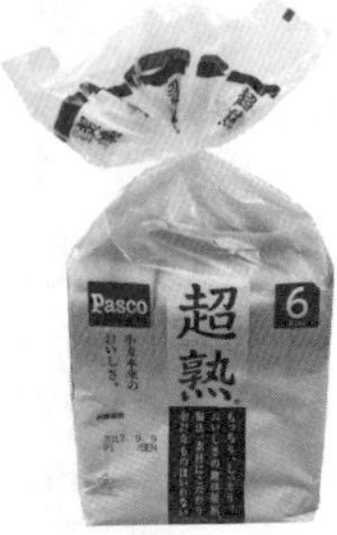

★食品原料 小麦粉(国内製造)、砂糖、バター入りマーガリン、パン酵母、食塩、米粉、醸造酢

★添加物 なし

★アレルギー表示
一部に小麦、乳成分を含む

★栄養成分
(6枚入りの1枚あたり)エネルギー164kcal、たんぱく質4.9g、脂質2.6g、炭水化物30.3g、食塩相当量0.7g

敷島製パンのホームページによると、[超熟]6枚入りの1枚に含まれるトランス脂肪酸は、0gとなっています。これは「0.1g未満」を意味しているようです。

アヲハタ まるごと果実 いちご

ゲル化剤のペクチンは心配なし

◉アヲハタ

ジャムといえばアヲハタというくらい、同社のジャムは広く知られていて、スーパーにはたいてい同社の製品がずらっと並んでいます。

この製品には、砂糖などの糖類が使われていません。添加物は、ゲル化剤のペクチンのみです。

ペクチンは、リンゴやサトウダイコンなどから、熱水または酸性水溶液で抽出してえられたものです。ジャムをゲル状にするために使われています。

イチゴや果汁だけだと、どうしてもさらっとしたジャムになってしまうので、加えているのです。その由来から、安全性に問題はありません。

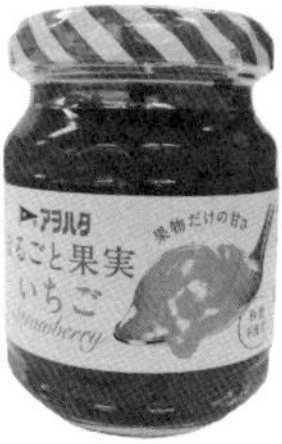

★食品原料 いちご、りんご精澄濃縮果汁、レモン果汁

★添加物 ゲル化剤(ペクチン)

★栄養成分 (大さじ約1杯20gあたり)エネルギー33kcal、たんぱく質0.1g、脂質0g、炭水化物8.1g、食塩相当量0.003g

おかかふりかけ 胡麻入り

子どもも食べやすく、添加物もなし

◉にんべん

「ご飯にふりかけをかけてやると喜んで食べる」というお子さんは多いと思いますが、一般に調味料（アミノ酸等）などの添加物が何種類も使われているので、その点が気になるところでしょう。

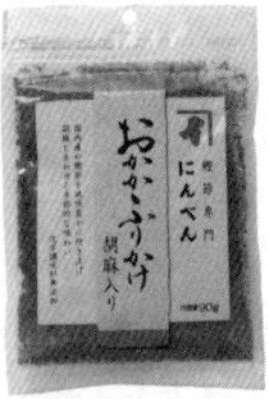

★食品原料 味付け鰹節（鰹節、醤油、醸造酢、砂糖）、砂糖、醤油、ごま、魚介エキス、食塩、酵母エキス

★アレルギー表示
小麦、ごま、大豆

★栄養成分（1袋・90gあたり）エネルギー258kcal、たんぱく質29.1g、脂質4.7g、炭水化物24.7g、食塩相当量9.1g

ところが、この製品の場合、調味料（アミノ酸等）やその他の添加物も使われていません。醤油や砂糖、醸造酢などによって味付けされ、お子さんも食べやすい味に仕上がっています。

「魚介エキス」および「酵母エキス」は、魚介類や食用酵母を煮出すなどして得られたエキス分を濃縮させたものです。添加物が使われ、それが最終食品、すなわちふりかけに残って効果を発揮している場合、表示しなければなりません。この製品の場合、とくに添加物の表示はないので、そういったことはないようです。

まごわやさしいふりかけ

無添加だが、エビアレルギーの子どもには不向き

◉通宝

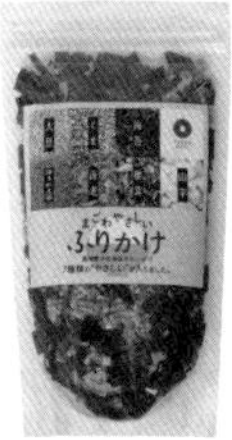

★食品原料 ごま、乾のり、でん粉、大豆フレーク（大豆を含む）、乾えび、砂糖、しょうゆ（小麦を含む）、あられ、乾燥味付椎茸、乾燥ねぎ、乾燥ほうれん草、乾燥山芋、抹茶風味顆粒（鶏肉を含む）、食塩、果糖、みりん、酵母エキス、黒糖蜜、発酵調味料、デキストリン、煮干、かつお削りぶし、魚介エキス、昆布、焼きえび、乾しいたけ、焼きあご（飛魚） **★添加物** 酸化防止剤（V.E） **★栄養成分**（100gあたり）エネルギー404kcal、たんぱく質27.8g、脂質9.7g、炭水化物51.4g、食塩相当量4.1g

「調味料（アミノ酸等）」は、使われていません。添加物は、V・E（ビタミンE）のみです。ビタミンEは、小麦胚芽や植物油などに含まれる栄養素であり、安全性に問題はありません。食品原料の「発酵調味料」は、米や米こうじなどを発酵させたもので、みりんに近いものです。安全性に問題はないと考えられます。

また、「デキストリン」は、ぶどう糖がいくつも結合した状態のものです。食品の粘度の調整などの目的で使われています。工業的には、デンプンを酵素などによって分解することで製造されています。その由来から、食品として扱われており、安全性に問題はありません。

なお、「乾えび」や「焼きえび」が含まれているので、エビアレルギーのお子さんには与えないほうがよいでしょう。

アンナマンマ トマト&バジル

素材の味を濃縮した安心トマトソース

●カゴメ

パスタソースは、各社からレトルトも含めて様々な製品が出ていますが、ほとんどに調味料（アミノ酸等）や香料などが使われています。そのため、似たような濃い味付けになっています。

そんな中で、この製品には、調味料も香料も使われていないため、自然な味と香りに仕上がっています。

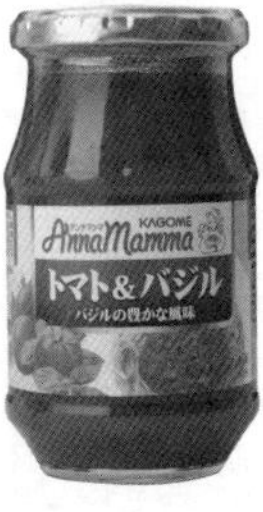

★食品原料トマト、オリーブオイル、たまねぎ、バジル、にんにく、食塩、でん粉、香辛料

★添加物 クエン酸

★栄養成分（100gあたり）エネルギー97kcal、たんぱく質1.8g、脂質5.7g、炭水化物9.7g、食塩相当量0.7g

スパゲティに混ぜるだけのソースなので、おいしいスパゲティを誰でも簡単に作ることができます。

なお、添加物のクエン酸は、もともとレモンやミカンなどのかんきつ類に多く含まれる酸なので、問題はありません。

エバラ 焼肉のたれ 醤油味

自宅での焼き肉のお供に…

◉エバラ食品工業

代表的な焼き肉のたれです。

焼き肉のたれの場合、色を濃く見せるためにカラメル色素を添加した製品が多いのですが、［エバラ 焼肉のたれ 醤油味］には使われていません。またその他の添加物も使われていません。したがって、安心して食べることができます。

なお、発酵調味料は、米や米こうじなどを原料として発酵させたもので、みりんに近いものです。その由来から、安全性に問題はありません。この製品では、調味料（アミノ酸等）の代わりに使われていると考えられます。

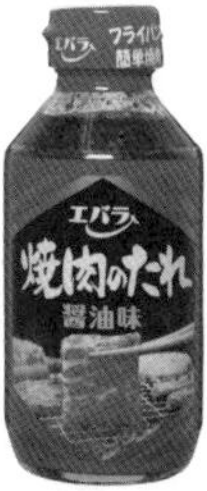

★食品原料
醤油、砂糖、果実類（りんご、レモン）、食塩、果糖ぶどう糖液糖、黒蜜、発酵調味料、白ごま、ごま油、蜂蜜、もろみ、香辛料、にんにく

★添加物 なし

★アレルギー表示
小麦、ごま、大豆、りんご

★栄養成分
（大さじ1杯18gあたり）
エネルギー24kcal、たんぱく質0.7g、脂質0.3g、炭水化物4.8g、食塩相当量1.3g

ゼライス

市販のゼリーを買うより、これで作ろう

◉マルハニチロ

この製品は、豚から得られたコラーゲンを少し分解して作られたゼラチンと、それに類似したコラーゲンペプチドのみで、添加物は使われていません。これを利用すれば、家庭で簡単にコーヒーゼリーを作ることができます。

まず小さめの鍋に水を入れ、インスタントコーヒーを入れ、さらに「ゼライス」を適量入れて火で温めます。沸騰したら火を止め、少し冷めたらカップに入れて、冷蔵庫で冷やしてでき上がりです。またフルーツゼリーや牛乳ゼリーも簡単に作れます。ゼラチンやコラーゲンペプチドを食べることは、コラーゲンを摂取することとほぼ同じなので、「コラーゲンを摂りたい」という女性にもピッタリ。添加物を使っていないゼリー製品は見当たらないので、「ゼライス」でフルーツゼリーなどを作ってお子さんに食べさせるのがよいでしょう。

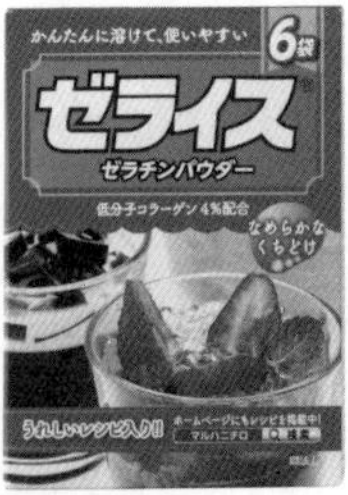

★食品原料
ゼラチン、コラーゲンペプチド

★添加物 なし

★栄養成分（1袋5gあたり）
エネルギー18kcal、たんぱく質4.6g、脂質0g、炭水化物0g、食塩相当量0.03g

ミックスベジタブル

便利かつ安心できるミックスベジタブル

●ノースイ

ミックスベジタブルは便利な冷凍食材で、ピラフ、ナポリタン、シチュー、カレーのほか、炒め物などにも使えます。

冷凍ミックスベジタブルは、他の会社からも出ていますが、通常は無添加です。素材をそのまま利用するものなので、味付けが必要なく、また冷凍食品なので保存料も必要ないからです。

この製品の場合、「とうもろこし（非遺伝子組換え）」とありますが、これは信用できます。アメリカで広く栽培されている遺伝子組み換えトウモロコシは、コーンスターチやコーングリッツ、コーン油などの原料となる加工用のトウモロコシで、人間がそのまま食べるスイートコーンではないからです。

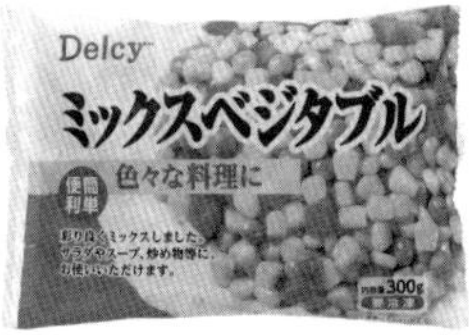

★食品原料
とうもろこし（非遺伝子組換え）、にんじん、グリーンピース

★添加物 なし

★栄養成分
（100gあたり）エネルギー81kcal、たんぱく質3.1g、脂質0.9g、炭水化物15.7g、食塩相当量0.1g

困りもののカラメル色素

現在、様々な添加物が加工食品に使われていますが、一番やっかいな添加物がカラメル色素です。なぜなら、「食べてもいい」とも「食べてはいけない」とも、はっきり言えないからです。

第1章や第2章で述べてきたように、カラメル色素は全部でカラメルⅠ、Ⅱ、Ⅲ、Ⅳの4種類があります。そして、カラメルⅢとⅣには、発がん性のある4-メチルイミダゾールが含まれています。したがって、カラメルⅢやⅣが添加された食品を食べ続けた場合、がんになるリスクが高まる心配があります。

一方、カラメルⅠとカラメルⅡには、4-メチルイミダゾールは含まれていません。まったく毒性がないというわけではありませんが、どちらも「摂取してはいけない」というほどの毒性は認められていません。ですから、危険とまでは言えないのです。

しかし、カラメル色素のやっかいな点は、4種類のうちどれを添加しても、「カラメル色素」としか表示されないことです。そのため、ⅠやⅡが使われているのか、それともⅢやⅣが使われているのかわからないのです。したがって、「カラメル色素」と表示された食品をすべて

column 3

「不可」とは言えないのです。

ちなみに、第2章で取り上げた「S&Bゴールデンカレープレミアム」(エスビー食品)や「ククレカレー」(ハウス食品)のようにカラメルルーを使っているという食品もあります。もし心配な時は、直接メーカーに問い合わせるのもいいでしょう。

カラメル色素は、カレールゥやレトルトカレーのほか、コーラ、カフェオレ、カップめん、インスタントラーメン、漬け物、ソース、惣菜、弁当など非常に多くの食品に使われています。そのため、もし「カラメル色素が添加された食品はすべてダメ」ということになると、市販の製品のかなりの数が食べられないことになってしまいます。これでは、食品パニックが起こりかねません。

結局、私としては、「不可」ではないけれども、「カラメル色素入りの食品は、なるべく避けたほうがよいでしょう」としか言えないのです。

第4章

「子どもの食品」について正しい知識を知っておこう

1 食品添加物の見方と危険性を知ろう

子ども向けと大人向けの区別はない

子どもが好む食品というと、ポテトチップスやスナック菓子、チョコ菓子、アイスクリームなどのお菓子類、ジュースや炭酸飲料などの飲み物、それからカレーライスやカップめん、ハンバーグなどと様々な食品があげられます。また、親としてはお弁当のおかずをどうするかで、毎日頭を悩ませると思いますが、これは子どもが否応なく食べざるを得ないものです。

これら子ども向けの食品について、企業側は特別な意識はそれほど持っていないようです。通常の食品と同様に多くの添加物が使われていますし、製品によってはタール色素など危険性の高い添加物が盛んに使われています。

ちなみに、ベビーフードは例外で、危険性の高い添加物はほとんど使われていません。無添加か、比較的安全性の高いものがいくつか使われているという状況です。

今やベビーフードも含めてあらゆる加工食品に使われている添加物ですが、それは、食品行政の基本法である食品衛生法によって、「添加物とは、食品の製造の過程において又は食品の加工若しくは保存の目的で、食品に添加、混和、浸潤その他の方法によって使用する物」（第4条）と定められています。

つまり、米や小麦粉、野菜、果物、砂糖、しょうゆ、食塩などの食品原料を使って、加工食品を製造する際に、加工しやすくしたり、保存性を高めるなどの目的で添加されるものということです。ですから、食品原料とは、明らかに別物という扱いなのです。

添加物の種類

食品添加物には、指定添加物と既存添加物があります。指定添加物は、厚生労働大臣が「使用してよい」と定めたものです。化学的合成品がほとんどですが、天然物も少しだけ含まれます。

既存添加物は、国内で広く使用されていて長い食経験のあるもので、例外的に使用が認められているもので、既存添加物名簿に収載されたものです。これらは、すべて天然物から得られたものです。

2020年1月現在で、指定添加物は464品目、既存添加物は365品目あります。これら以外の品目を添加物として使用することは禁止されています。

なお、指定添加物と既存添加物のほかに、一般飲食物添加物と天然香料というものがあります。一般飲食物添加物とは、一般に食品として利用されているものを添加物の目的で使用するというもので、約100品目がリストアップされています。

また、天然香料は、自然界の植物や昆虫などから抽出された香り成分で、なんと約600品目がリストアップ。ただし、これらはリストアップされていないものでも使用することができます。その点が、前の指定添加物と既存添加物との大きな違いです。

食品原料と添加物を見分けよう

長らく食品原料と添加物とは、とくに区別されないで表示されてきました。本来なら食品原料と添加物は分けて表示するべきなのですが、こうすると、添加物をたくさん使っていることが消費者にわかってしまい、食品が売れなくなる可能性があります。そこで、食品原料と添加物を分けずに表示してきたのです。

しかし、2015年4月から食品表示法が施行され、添加物とそれ以外の原材料が分けて表示されることになりました。そのため、一般に食品原料と添加物との間に「／」を入れて、区別して表示されるようになっています。移行期間が5年間ありましたが、もう少しでそれが終了するので、すべて区別して表示されることになります。

現在、原材料名は、原則としてまず食品原料を書いて、そのあとに添加物を書くことになっています。図を見てください。これは、あるメーカーの「ロースハム」の原材料名です。まず「豚ロース肉」、「糖類（水あめ、砂糖）」などの食品原料が使用量の多い順番で書かれます。それは「かつおだし」で終わり、次の「リン酸塩（Na）」からが添加物となります。添加物も、やはり使用量の多い順番に書かれ、香辛料で終わりです。

つまり、最初に書かれた添加物を見つければ、あとはすべて添加物なので、食品原料と添加物を簡単に見分けることができるのです。なお、今後は「かつおだし」と「リン酸塩（Na）」の間に「／」が入ることになります。

名　称	ロースハム（スライス）		
原材料名	豚ロース肉、糖類（水あめ、砂糖）、卵たん白、食塩、大豆たん白、たん白加水分解物、鶏ガラだし、乳たん白、昆布だし、かつおだし、リン酸塩（Na）、酸化防止剤（ビタミンC）、発色剤（亜硝酸Na）、コチニール色素、香辛料		
内容量	120g	賞味期限	表面に記載
保存方法	10℃以下で保存してください		

用途名併記の添加物は要注意

添加物はすべて原則として物質名を表示することになっています。物質名とは、添加物の具体的な名称です。前の図のなかの「ビタミンC」や「亜硝酸Na」「コチニール色素」などが物質名です。こうした表示によって、具体的にどんな添加物が使われているのかわかるわけです。

一方、「酸化防止剤」や「発色剤」というのは、用途名です。つまり、どんな用途に使われているのかを示すものです。ちなみに、酸化防止剤は食品の酸化を防ぐもの、発色剤は肉などの色をきれいな色にするためのものです。

つまり、「酸化防止剤（ビタミンC）」という表示は、酸化防止剤としてビタミンCを使っているという意味で、「発色剤（亜硝酸Na）」は、発色剤として亜硝酸Naを使っているという意味です。

このように用途名と物質名を両方書くことを、用途名併記といいます。用途名併記が行なわれている添加物は、次の用途に使われるものです。

・保存料…保存性を高める
・防カビ剤…カビの発生や腐敗を防ぐ
・着色料…着色する
・甘味料…甘味をつける
・漂白剤…漂白する
・酸化防止剤…酸化を防止する
・発色剤…黒ずみを防いで、色を鮮やかに保つ
・糊料（増粘剤、ゲル化剤、安定剤）…トロミや粘性をもたせたり、ゼリー状に固める

たとえば、漬物などに使われる「ソルビン酸K」は、保存の用途に使われますので、「保存料（ソルビン酸K）」という表示になります。インスタントラーメンなどに酸化防止の用途で使われるビタミンEは「酸化防止剤（ビタミンE）」、合成甘味料のスクラロースやアセスルファムKは、「甘味料（スコラロース）」、「甘味料（アセスルファムK）」という表示になります。

なお、着色料の場合、添加物名に「色」の文字がある場合、用途名を併記しなくてよいことになっています。前の図の「コチニール色素」は、「色素」の文字があるので、用途名は併記されていません。着色料と書かなくても、使用目的がわかるからです。

それから、これが重要なことなのですが、用途名併記の添加物は、毒性の強いものが多いのです。そのため、消費者庁では、消費者がどんな添加物なのか自分で判断できるように用途名併記を義務付けているのです。

ただし、すべて毒性が強いというわけではなく、中には「ビタミンE」「ビタミンC」のように毒性がほとんどないものもあります。

一括名表示で物質名が表示されない

添加物は原則として物質名が表示されることになっています。そして、保存料や防カビ剤などは用途名も併記されることになっています。ということは、表示を見ればどんな添加物が使われているのか、すべて具体的にわかるはずなのですが、実際は違うのです。なぜかというと、添加物の大半は、物質名が表示されないからです。

実は添加物の表示には、「一括名表示」という大きな抜け穴があるのです。加工食品の原材料名には、「酸味料」「pH調整剤」「香料」などと表示されていることがありますが、これが一括名です。酸味料とは、酸味をつける目的で添加されるもの、すなわち実質的には用途名なのです。

しかし、そのあとに物質名が書かれていません。実際には、クエン酸や乳酸などが使われているのですが、その名称は表示されず、「酸味料」とあるだけです。これが、一括名表示です。「pH調整剤」や「香料」も一括名です。

酸味料としては、酢酸や乳酸のほかに、クエン酸や酒石酸など全部で26品目もありますが、どれを使っても、また、いくつ使っても「酸味料」とだけ表示すればよいのです。使っている添加物を全部表示させると、表示しきれないケースも出てきます。それで、こうした一括名表示が認められているのです。この場合、消費者には実際にどんな添加物が使われているのかわかりません。

一括名表示が認められている添加物は、とても多く、それは次のようなものです。

・酸味料…酸味をつける
・pH調整剤…酸性度やアルカリ度を調節し、保存性を高める
・香料…香りをつける
・乳化剤…油と水を混じりやすくする
・膨張剤…食品を膨らます
・調味料…味付けをする
・イーストフード…パンをふっくらさせる
・豆腐用凝固剤…豆乳を固める
・かんすい…ラーメンの風味や色あいを出す
・ガムベース…ガムの基材となる
・チューインガム軟化剤…ガムをやわらかくする
・苦味料…苦味をつける
・光沢剤…つやを出す
・酵素…タンパク質からできた酵素で、さまざまな働きがある

以上ですが、それぞれの一括名に当てはまる添加物は、だいたい数十品目あり、香料は合成のものだけで160品目程度あります。したがって、添加物の多くは、いず

れかの一括名に当てはまることになり、結局のところ、多くは物質名が表示されないことになってしまうのです。

一括名表示が認められている添加物でも、たとえば豆腐用凝固剤の場合は、たいてい物質名が表示されています。しかし、こうした例はごく一部で、ほとんどは一括名表示が認められているものは、一括名が表示されているだけです。

なお、一括名表示が認められている添加物は、いずれもそれほど毒性の強いものではありません。合成香料の中には毒性の強いものがありますが、一般に添加する量が微量なので、それほど影響がないと考えられています。そのため、消費者庁も、物質名ではなく一括名を認めているという面がなくはありません。

■ まったく表示されない添加物もある

さらに、使われても表示されない添加物があります。というのも、表示免除が認められているからです。それは、次の3種類です。

まず、**栄養強化剤**（**強化剤**）。これは、食品の栄養を高めるためのもので、ビタミン類、アミノ酸類、ミネラル類があります。体にとってプラスになり、安全性も高いと考えられているので、表示が免除されているのです。

次に、**加工助剤**。これは、食品を製造する際に使われる添加物で、最終の食品には残らないもの、あるいは残っても微量で食品の成分には影響をあたえないものです。

たとえば、塩酸や硫酸がこれにあたります。これらは、タンパク質を分解するなどの目的で使われていますが、水酸化ナトリウム（これも添加物の1つ）などによって中和して、食品に残らないようにしています。この場合、加工助剤とみなされ、表示が免除されます。


もう1つは、**キャリーオーバー**です。これは、原材料に含まれる添加物のことです。たとえば、せんべいの原材料は、米としょうゆですが、しょうゆの中に保存料が含まれることがあります。この際、保存料がせんべいに残らないか、あるいは残っても微量で効果を発揮しない場合、キャリーオーバーとなります。そのため、表示免除となり、「米、しょうゆ」という表示になります。


このほか、店頭でバラ売りされている漬物や佃煮、あめ、パン、ケーキなど、あるいは物産展で量り売りされるたらこや明太子なども、添加物の表示をしなくてよいことになっています。つまり、容器に入っていないものは表示しなくてもよいのです。

また、惣菜店で作られた惣菜、弁当店で作られた弁当、レストランや食堂で出される料理なども、同様です。

ただし、輸入のレモン、オレンジ、グレープフルーツなどのかんきつ類に防カビ剤が使われていた場合、バラ売りされているケースでも、プレートやポップなどを設置して、それに防カビ剤の具体名を表示することになっています。防カビ剤はもともと農薬として使われていたもので、毒性が強いため、表示することで消費者が選択できるようにしているのです。

添加物の危険性

厚生労働省では、使用を認可した添加物について、「安全性に問題はない」と言っていますが、添加物の安全性はすべて動物実験によって調べられているだけです。つまり、人間では調べられていないのです。添加物をえさに混ぜてネズミやイヌなどに食べさせたり、直接投与したりして、その影響を調べているにすぎないのです。

しかし、動物実験で分かるのは、がんができるか、腎臓や肝臓などの臓器に障害が出るか、血液に異常が現れるか、体重が減るかなど、かなりはっきりと分かる症状なのです。人間が添加物を摂取した時の微妙な影響、すなわち、舌や歯茎の刺激感、あるいは胃が張ったり、痛んだり、もたれたりなどの胃部不快感、さらに下腹の鈍痛、アレルギーなど自分で訴えないと他人には伝わらない症状は、動物では確かめようがないのです。

また、人間が受けるそうした微妙な影響は、添加物が複数使われていた時に現れやすいと考えられます。いろいろな添加物の刺激を胃や腸などの粘膜が受けることになるからです。ところが、動物実験では、複数の添加物をあたえるという実験はまったくといっていいほど行なわれていません。一品目についてのみ、調べられているだけなのです。つまり、複数の添加物の影響については、まったくわかっていないのです。

さらに問題なのは、動物実験で一定の毒性が認められたにもかかわらず、添加物として使用が認められているものが少なくないということです。たとえば、赤色2号（赤2）という合成着色料は、アメリカでは、動物実験の結果、「発がん性の疑いが強い」という理由で使用が禁止されました。ところが、日本では今も使用が認められ、業務用かき氷シロップなどに使われているのです。

「人体汚染」を引き起こす添加物

指定添加物は、ほとんどが石油製品などを原料に化学的に合成された合成添加物です。一方、既存添加物は、植物、海藻、昆虫、細菌、鉱物など自然界に存在するものから特定の成分を抽出した天然添加物です。安全性の観点からとくに問題になるのは、合成添加物です。というのも、人工的に作られたものであるため、未知な部分が多く、また、体内でうまく処理されないものが多いからです。

合成添加物は、次の二つのタイプに分類されます。

1自然界にまったく存在しない化学合成物質

2自然界に存在する成分を真似て化学合成したもの

1に該当するものは、合成甘味料のスクラロースやアセスルファムK、赤色102号や赤色2号、黄色4号、黄色5号などのタール色素、防カビ剤のOPP（オルトフェニルフェノール）、TBZ（チアベンダゾール）、酸化防止剤のBHA（ブチロヒドロキシアニソール）やBHT（ジブチルヒドロキシトルエン）など数多くあります。それらは体が処理できないものが多く、そのため分解されることなく、血液に乗って体中をぐるぐる巡り、肝臓や腎臓など各臓器に達することになります。

地球環境中に排出されたダイオキシンや農薬のDDTなどの化学物質も、分解されることなく環境中をぐるぐる巡り、「環境汚染」を引き起こしています。同様に体内に入って分解されることなく、体中をぐるぐる巡っている添加物は、「人体汚染」を起こしていると言えます。そして、それらの汚染物質は、各臓器の細胞の機能を低下させたり、遺伝子を傷つけたりして、がんの引き金になっているのです。

たとえば、前述のようにタール色素の赤色2号の場合、アメリカの動物実験で発がん性の疑いが強いことが分かり、同国では使用が禁止されました。しかし、日本では今も指定添加物になっています。

また、OPPやOPP－Naの場合、ネズミを使った実験で発がん性が認められています。同じくTBZは、催奇形性（胎児に障害を引き起こす毒性）が認められています。OPPとTBZは、輸入されたレモン、オレンジ、グレープフルーツなどに使われています。

これらの自然界に存在しない化学合成物質は近年になって作られたものであり、それだけ未知な部分も多く、人間が摂取した場合にどのような影響をおよぼすかも、まだ未知なのです。

それほど危険でない添加物もある

一方、前述の2（自然界に存在する成分を真似て化学合成したもの）に該当するのは、ビタミンA、B_1、B_2、C、Eなどのビタミン類、乳酸、クエン酸、リンゴ酸などの酸、L－グルタミン酸Na、グリシンなどのアミノ酸類、ソルビトールなどの糖アルコールなどがあります。

これらは、もともと食品に含まれている成分が多いので、毒性はそれほどありません。ただし、人工的に合成された純粋な化学物質であるため、大量に摂取したり、あるいは何種類、何十種類も一度に摂取すると、口内や胃、腸の粘膜を刺激して、痛みや不快な症状を起こすことがあります。

それから、天然添加物（既存添加物）は、もともと自然界にあるものから特定成分を抽出しているので、毒性の強いものはそれほど見当たりません。ただし、以前ハムなどに使われていたアカネ色素については、動物実験で発がん性が認められたため、2004年に既存添加物名簿から削除され、使用が禁止されました。このように、天然添加物の中にも危険性の高いものもあるので、今後とも注意していく必要があります。

なお、一般飲食物添加物については、もともと食品として利用されているものなので、安全性に問題はありません。また、天然香料については、植物から抽出されたものが多いのですが、中には正体不明のものもあるので、これも注意しなければならないでしょう。

危険性の高い添加物一覧

現在、指定添加物は464品目あり、既存添加物は365品目ありますが、危険性の高い添加物は一部です。それらを避けることによって、添加物の害をかなり減らすことができると考えられます。では、それらを挙げていくことにしましょう。

●発がん性の疑いのある添加物

・**亜硝酸Na**（発色剤）

ウインナーソーセージやハム、ベーコン、たらこ、明太子などに発色剤として使われています。ただし、亜硝酸Naそのものではなく、それが変化したニトロソアミン類に強い発がん性が認められています。

・**タール色素**（赤色40号、赤色102号、赤色104号、赤色105号、赤色106号、黄色4号、黄色5号、青色1号、青色2号、緑色3号）

その化学構造や動物実験の結果などから、いずれも発がん性の疑いが持たれています。

・**アスパルテーム**（甘味料）

ラットを使った実験で、白血病やリンパ腫を起こすことが示唆されています。また、人間では、脳腫瘍の発生との関係が指摘されています。

・**カラメルⅢおよびカラメルⅣ**（着色料）

カラメルⅢとカラメルⅣには、動物実験で発がん性の認められた4-メチルイミダゾールが含まれています。

・**サッカリンおよびサッカリンナトリウム**（甘味料）

酢だこやガリ（生姜漬け）などに使われています。動物実験で発がん性の疑いが持たれています。

●発がん性が認められた添加物

・赤色2号（着色料）

業務用のかき氷シロップなどに使われています。アメリカで行なわれた動物実験で、発がん性の疑いが強まり、同国では使用が禁止されました。

・OPPおよびOPP-Na（防カビ剤）

輸入のレモン、オレンジ、グレープフルーツなどのカビの発生を防ぐために使われています。どちらもラットを使った実験で、発がん性が認められています。

・過酸化水素（漂白剤）

カズノコの漂白に使われています。「最終食品の完成前に分解または除去すること」という使用条件がありますが、必ずしも守られているとは限らないようです。マウスを使った実験で、十二指腸にがんの発生が認められています。

・臭素酸カリウム（小麦粉改良剤）

ラットを使った実験で、腎臓の細胞に腫瘍が発生し、また腹膜中皮腫というがんが発生しました。山崎製パンの食パンの［芳醇］［超芳醇］［超芳醇　特選］、さらに［ランチパック］などに使われていましたが、現在は使われていません。

・BHA（酸化防止剤）

にぼしなどに使われています。ラットを使った実験で、前胃にがんが発生しました。

●催奇形性が認められた添加物

・TBZ（防カビ剤）

OPPと同様に輸入のレモン、オレンジ、グレープフルーツなどのかんきつ類に使われています。妊娠したマウスを使った実験で、催奇形性が認められています。

●体内で異物となって、障害をもたらす可能性のある添加物

・スクラロース（甘味料）

有機塩素化合物の一種であり、妊娠したウサギを使った実験で、死亡例や流産が一部で見られました。また、ラットを使った実験では、免疫力を低下させる可能性が示されています。

・アセスルファムK（甘味料）

イヌを使った実験で、肝臓に対するダメージと免疫力を低下させることが示唆されています。

●毒性が強く、障害をもたらす可能性のある添加物

・安息香酸Na（保存料）
急性毒性が強く、またビタミンCと化学反応を起こして、人間に白血病を起こすベンゼンに変化することがあります。
・亜硫酸塩〈亜硫酸Na、次亜硫酸Na、ピロ亜硫酸Na、ピロ亜硫酸K、二酸化硫黄〉（酸化防止剤）
亜硫酸Naは、4gの経口摂取で人間に中毒症状を起こします。亜硫酸塩は、いずれも胃の粘膜を刺激し、ビタミンB_1の欠乏を引き起こして成長を悪くする可能性があります。子どもには関係ありませんが、二酸化硫黄はワインに酸化防止剤として使われていることが多く（「亜硫酸塩」と表示されている）、人によっては、頭痛を起こします。

これらの危険性の高い添加物は、ほとんどが用途名併記のものなので、表示をよく見ることで、使われているかどうかが分ります。これらが使われている製品は、避けるようにしてください。そうすることによって、がんなど、添加物によるリスクを減らせると考えられます。

2 注意したいアレルギー表示

アレルギー表示とは

市販されている食品を見ると、「一部に大豆、小麦、豚肉を含む」、あるいは「アレルギー物質28品目中：乳成分、卵、りんご」などといった表示があります。これらは、いわゆるアレルギー表示です。

卵や小麦、牛乳などが、蕁麻疹や喘息などのアレルギーをおこすことはよく知られています。もちろんすべての人が、これらによってアレルギーをおこすわけではありませんが、一部の人がおこすことも事実です。

中には、激しいショック症状を起こし、死亡するケースもあります。そのため、そうした事故を防ぐために、食品表示法に基づいて、アレルギー表示が義務付けられているのです。

アレルギーの原因として誰もがすぐに思い浮かぶのは、卵や牛乳、小麦などでしょう。そこで、「卵、乳、小麦、えび、かに、そば、落花生」（特定原材料という）の7品目について、表示が義務付けられています。これらは、ショック症状を起こしやすいもので、加工食品の原料にこれらのいずれかを使っていた場合、その旨を消費者がわかるように表示しなければならないのです。

アレルギー表示をよくチェックしよう

前出の7品目のほか、表示を義務付けているわけではないのですが、表示を推奨している食物が21品目あります。これは、あくまで「できるだけ表示して欲しい」というもので、表示するかしないかは、業者の判断に任されています。

ただし、業者としては、製造した食品によってアレルギーが発生するのを恐れていて、自主的に表示しているようです。

表示が推奨されている21品目とは、「アーモンド、あわび、いか、いくら、オレンジ、カシューナッツ、キウイフルーツ、牛肉、くるみ、ごま、さけ、さば、大豆、鶏肉、バナナ、豚肉、まつたけ、もも、やまいも、りんご、ゼラチン」です。これらも義務表示の食品と同様に、原材料に使っていた場合はたいてい表示されているようです。

製品のパッケージによく表示されている「アレルギー物質（28品目）」とは、義務表示の特定原材料7品目と推奨表示の21品目を合わせた28品目のことです。

お子さんが、食物によって蕁麻疹や喘息などのアレルギー症状を過去に起こしたことがある、あるいは起こす可能性がある場合は、必ずアレルギー表示をチェックしてアレルゲンとなる物質を含まない食品を選ぶようにしてください。

3 遺伝子組み換え食品は安全か、否か

嫌われる遺伝組み換え食品

ポテトチップスの原材料名を見ると、必ず「じゃがいも（遺伝子組換えでない）」と表示されています。つまり、原材料として使っているじゃがいもは遺伝子組み換えされたものではないということです。また、「コーンスターチ（遺伝子組換えでない）」という表示もよく見かけます。これは、原材料として使っているコーンスターチは、遺伝子組み換えでないトウモロコシから作られているという意味です。

現在、日本では、厚生労働省が認可した遺伝子組み換え作物を食品として利用することは認められています。したがって、それらを原材料として利用することは可能なのです。

日本はアメリカから大量の食糧を輸入していますが、同国では、遺伝子組み換えされたトウモロコシや大豆、じゃがいもなどが生産されています。とくにトウモロコシと大豆ではそれの割合が多く、約9割が遺伝子組み換えされたものとされています。

日本はアメリカからとうもろこしや大豆を輸入し、加工食品の原料に使っています。そのため、遺伝子組み換えされたものが原材料に使われる可能性があるのです。

しかし、日本人の場合、遺伝子組み換え作物に拒否反応を示す人が多く、各企業は、遺伝子組み換えでない作物を原材料に使うことを心がけています。その場合に、前に示したような表示を行っているのです。

認可された遺伝子組み換え作物は320品種以上

遺伝子組み換え作物とは、細菌やウイルスなど別の生物の遺伝子の一部を切り取り、大豆やとうもろこしなどの植物の細胞に組み込んで、それを育て上げたものです。場合によっては、人工的に作った遺伝子を組み込むこともあります。

日本では、すでに320品種を超える遺伝子組み換え作物が安全と判断され、食品として流通できることになっています。それらの多くは、害虫抵抗性と除草剤耐性の作物です。

害虫抵抗性とは、文字通り特定の害虫、すなわち作物を食い荒らす昆虫に抵抗性をもっているということです。今、アメリカやカナダなどで栽培されているのは、蛾の幼虫やてんとう虫に抵抗性のある作物です。バチルス・チューリンゲンシスという土壌などに生息する細菌（通称BT菌）の遺伝子の一部を、とうもろこしやじゃがいもなどに組み込んだものです。

遺伝子の働きで、蛾の幼虫やてんとう虫が食べると死んでしまう殺虫毒素（タンパク質でできている）が、細胞のなかに作られます。そのため、害虫の被害を受けにくいというわけです。

一方、除草剤耐性は、特定の除草剤を使っても、枯れないというものです。これは、ある種の土壌細菌の遺伝子の一部を切り取って、作物の細胞のなかに組み込みます。すると、その遺伝子が働いて、ある種の酵素が作られます。この酵素は、除草剤のグリホサート（商品名は「ラウンドアップ」）やグルホシネート（商品名は「バスタ」）などの作用を失わせる働きがあります。そのため、それらの農薬を撒布しても枯れないというわけです。

遺伝子組み換え食品の表示の仕方

遺伝子組み換え作物は、食品表示法に基づいて表示が義務付けられています。それは、次のような3種類の表示です。

- 遺伝子組み換え
- 遺伝子組み換え不分別

・遺伝子組み換えでない

「遺伝子組み換え」という表示は、遺伝子組み換え作物を原材料に使っている場合になされます。たとえば、ポテトチップスを製造する際に、遺伝子組み換えじゃがいもを使っていた場合、原材料名の所に、「じゃがいも（遺伝子組み換え）」と表示されるわけです。

「遺伝子組み換え不分別」は、遺伝子組み換え作物とふつうの作物が分別されておらず、混じり合っている可能性がある場合に表示されます。

たとえば、ある地域で、遺伝子組み換えとうもろこしと非組み換えのとうもろこしが栽培されていたとします。それらを収穫した際、とくに非組み換えのとうもろこしだけを集めたのでなければ、組み換えされたとうもろこしも含まれることになります。こういう場合に「遺伝子組み換え不分別」と表示されるのです。

「遺伝子組み換えでない」という表示は、文字通り遺伝子組み換えされていない作物を原料に使っている場合に使われます。これは任意表示で、表示をしてもしなくてもかまいません。

一方、「遺伝子組み換え」「遺伝子組み換え不分別」という表示は義務表示で、これらに該当する原材料を使った場合、表示しなければなりません。

表示の対象となるのは、遺伝子組み換え大豆の場合、「豆腐・油揚げ類」「凍り豆腐、おから及びゆば」「納豆」「豆乳類」「みそ」「大豆煮豆」「大豆缶詰及び大豆瓶詰」「きなこ」「大豆いり豆」などです。またこれらを「主な原材料」としている食品です。「主な原材料」とは、原材料の重量に占める割合が高いもので、上位3位までのもの、かつ原材料の重量に占める割合が5％以上のものです。

遺伝子組み換えトウモロコシの場合は、「コーンスナック菓子」「コーンスターチ」「ポップコーン」「冷凍トウモロコシ」「トウモロコシ缶詰及びトウモロコシ瓶詰」などです。またこれらを「主な原材料」としている食品です。

遺伝子組み換えじゃがいもの場合は、「ポテトスナック菓子」「乾燥ばれいしょ」「冷凍ばれいしょ」「ばれいしょでん粉」などです。またこれらを「主な原材料」としている食品です。

なお、大豆やとうもろこしなどで、意図的ではなく遺伝子組み換えのものが混じってしまった場合、全体の5％以下であれば「遺伝子組み換えでない」の表示が認められていましたが、これについては消費者庁が見直しを検討し、「不検出」の場合のみ、「遺伝子組み換えでない」という表示が認められることになり、2023年4月から施行されます。

表示されない遺伝子組み換え作物

加工食品のなかには、原材料に遺伝子組み換え作物を使っていても、「遺伝子組換え」という表示が免除されているものがあります。食用油やしょうゆです。

食用油の場合、当然ながら成分は油ということになります。大豆油の場合、大豆から油を取り出して、余計なタンパク質などは取り除かれます。遺伝子組み換え大豆は、細菌などの遺伝子を組み込み、その働きでタンパク質から成る殺虫毒素や酵素を作るようにしたものです。油を取り出す際に、それらのタンパク質は取り除かれ、大豆油には含まれません。また、組み込まれた遺伝子も見つかりません。そのため、組み込まれた遺伝子が食用油におよぼす影響はほとんどないという理由で、「遺伝子組換え」という表示が免除されているのです。しょうゆも同様です。

ちなみに、市販のしょうゆには、たいてい「大豆（遺伝子組み換えでない）」という表示がされています。メーカーが遺伝子組み換え作物を嫌う傾向にある日本人の消費者心理を考慮して、遺伝子組み換えでない大豆を輸入して使っているのです。そのことを消費者にアピールするために「大豆（遺伝子組み換えでない）」と表示しているのです。

このほか、ナタネ油、コーン油、綿実油、水あめ、果糖ぶどう糖液糖、デキストリンなども、大豆油やしょうゆと同じような理由で、表示が免除されているのです。

遺伝子組み換えで作られる添加物もある

遺伝子組み換えを利用して生産された食品添加物も使用が認められています。それは、遺伝子組み換えを行なった細菌に特定の物質を作らせて、それを添加物として利用するというものです。

すでに、キモシンやα-アミラーゼ、リパーゼなど43の酵素、さらにリボフラビン（ビタミンB_2）が認可されています。酵素は食品を製造する過程で、その生産性を高めるために使われます。

たとえば、キモシンは別名レンネットともいい、チーズを製造する際に凝固剤として使われています。もともとキモシンは、子牛の胃からわずかに得られる酵素であり、高価でした。そのため、キモシンを作る遺伝子を細菌に組み込むことで、大量生産を可能にしたのです。

キモシンやα-アミラーゼなどの酵素は、もともと既存添加物として使用が認められているものです。遺伝子組み換えで作られたそれらの酵素も既存添加物と同等の扱いがなされています。

既存添加物の酵素は、一括名表示が認められています。つまり、キモシンを使っても、α-アミラーゼを使っても、「酵素」とだけ表示すればよいのです。遺伝子組み換えによって作られた各酵素も、既存添加物と同等の扱いがなされています。

つまり、遺伝子組み換えによって作られたキモシンやα-アミラーゼなども、「酵素」と表示すればよく、その際、とくに「遺伝子組み換え」などの表示はしなくてもよいことになっています。天然の酵素も、遺伝子組み換えで作られた酵素も基本的には同じものという考えからです。したがって、知らないうちに遺伝子組み換えで作られた酵素を食べてしまっている可能性があるのです。

「遺伝子組み換え作物は安全である」という米国の発表

ところで、遺伝子組み換え作物は、主に次の2つの点について、安全性に不安があります。1つは、組み込まれた遺伝子によって作られた殺虫毒素や酵素が、人間に害をもたらすことはないのかという点です。それらは、もともと細菌が作り出すものであり、これまで人間が食べた経験のないものです。

しかも、殺虫毒素は昆虫を殺す作用があるのです。厚生労働省では、「安全性は確認している」といっていますが、それは動物実験で確認したもので、人間が食べて本当に何も問題がないのか、わからない部分があります。

もう1つの問題は、組み込まれた遺伝子の影響で予期し得ない有害物質ができていないか、という点です。作物の細胞に入れ込まれた細菌の遺伝子は、細胞の遺伝子のどこに組み込まれるかわかりません。変な箇所に組み込まれて、その影響で予期し得ない有害物質ができないとも限らないのです。

遺伝子組み換え作物の栽培はとくにアメリカで盛んですが、同国の米科学アカデミーは、2015年5月、「遺伝子組み換え作物は、人間や動物が食べても安全である」という結論をまとめ、『米国科学アカデミー紀要』に発表しました。

その報告によると、トウモロコシや大豆などの遺伝子組み換え作物を対象として、過去20年間の約900件の研究成果と約800人の研究者などの見解を検討した結果、「遺伝子組み換え作物は、がんや肥満、胃腸や腎臓の疾患、自閉症、アレルギーなどの増加を引き起こした証拠はない」という結論にいたったというのです。つまり、遺伝組み換え作物は、安全性に関して、通常の作物と変わりはないということです。

ちなみに、米国科学アカデミーとは、学術機関である全米アカデミーズ（会員数・約5500名）に所属する非営利団体で、政府や議会からは独立した組織とされています。会員は、自然科学や医学、社会科学、人文科学の分野で、科学的根拠に基づいた論文を『米国化学アカデミー紀要』に発表しています。

今回の発表がどこまで正しいのかは、まだ実際のところ判断は難しいように思いますが、遺伝子組み換え作物でもっとも問題なのは、「アレルギーを起こさないか」という点だと考えられます。なぜなら、組み込まれた遺伝子が作り出すのは、ある種のタンパク質であり、それがアレルゲンとならないかが、一つのポイントだからです。

今回の発表では、アレルギーについても、「増加を引き起こした証拠はない」という結論になっています。遺伝子組み換え作物に含まれるこれらのタンパク質は、もともとは細菌が作り出すものであり、人間がこれまで摂取してきたものではありませんが、とくにアレルゲンとなって、症状を引き起こしたという証拠はないと言っているわけです。今回はこうした結果になっていますが、今後も遺伝子組み換え作物の安全性については、注意深く見守っていかなければならないでしょう。

ゲノム編集食品の表示

最近、ゲノム編集食品が話題になっていますが、遺伝子組み換え食品と似たような形で販売されることが認められました。ゲノム編集とは、DNA切断酵素を使って、DNA上の目標とする遺伝子を破壊したり、別の遺伝子を挿入したりする技術のことです。この技術を利用して作られた食品がゲノム編集食品で、主に二種類あります。

一つは、DNAを狙った所で切断して、特定の遺伝子の機能を止めたもので、筋肉量の多いマダイなどが知られています。もう一つは、狙った所に別の遺伝子を組み入れるものです。従来の遺伝子組み換えでは、遺伝子がどこに組み入れられるか分かりませんでしたが、ゲノム編集では狙った所に組み入れることができます。

厚生労働省では、特定の遺伝子の機能を止めることで作られたゲノム編集食品については、従来の品種改良と区別できないという理由で、任意の届け出だけで販売を認めることとし、2019年10月1日から届け出を受け付けました。また、消費者庁は、この類のゲノム編集食品の表示は義務付けないことを決めました。

一方、別の遺伝子を狙った所に組み入れて作られたゲノム編集食品は、従来の遺伝子組み換え食品と同様に扱われます。つまり、食品として流通させるためには、厚生労働省の安全性審査を受けなければならす、また表示も必要なのです。しかし、表示については、従来の遺伝子組み換え食品と同様な形になるため、大豆油、しょうゆ、コーン油、水あめ、果糖ぶどう糖液糖など多くの食品について、この類のゲノム編集作物が原料として使われていても、表示はされないことになります。

4 心配される残留農薬

加工食品に農薬は残留していないか？

加工食品は、いうまでもなく小麦粉や米、各種の野菜や果物などの食品原料から作られてますが、それらに農薬が残留し、最終食品にまで農薬が残っているのではないかという不安を抱いている人は多いと思います。

日本でも海外でも、穀類や野菜類、果物類を栽培する際には、通常農薬が使われています。したがって、それが収穫された作物に残留していることは、十分あり得ることです。

現在、日本では、野菜や果物に対する残留農薬の規制は、かなり厳しくなっています。以前は一部の農薬に対してしか、残留基準が設定されておらず、それ以外の農薬は野放し状態でした。

しかし、今は農水省に登録されて使用が認められている農薬（有効成分として約560種類）の大半は各農作物ごとに残留基準が設定されています。また、基準の設定されていない農薬については、一律基準である0・01ppm（ppmは、100万分の1を表す濃度の単位）が適用されます。

そして、農作物や加工食品などに残留基準または一律基準を超えて農薬が残留している場合、それらを流通させることはできません。

国内産加工食品は農薬不検出

一般に残留農薬が検出されるのは、生鮮の野菜や果物、あるいは輸入や国産の穀物であることが多く、加工食品から検出されるケースは珍しいのが現状です。では、実際の検査例を見てみましょう。

東京都では、市販されている野菜、果物、米、乳、加工食品などについて、毎年残留農薬の検査を行なっています。2017年度の調査では、国内で生産された328品目を検査したところ、48品目（14・6％）から農薬が検出されました。ただし、残留の基準を超えたものはありませんでした。

検査された食品のうち、加工食品は、穀類加工品、魚介類加工品、清涼飲料水、その他の加工品など21品目でしたが、農薬が検出された品目はありませんでした。

また、東京都の2016年度の調査では、国内で生産された332品目を検査したところ、62品目（18・7％）から農薬が検出されました。ただし、残留の基準を超えたものはありませんでした。

検査された食品のうち加工食品は、穀類加工品、清涼飲料水、果実・野菜加工品、菓子類、その他の加工品など30品目でしたが、生菓子1品目から殺虫剤のジノテフランが0・01ppm、生菓子1品目から殺虫剤のアセタミプリドが0・01ppm、清涼飲料水1品目から同じくアセタミプリドが0・01ppm検出されました。いずれも残留基準や一律基準は超えていませんでした。

加工食品の場合、原料となる農作物に農薬が残留していたとしても、原材料を洗ったり、加熱したりする過程で農薬が減少すると考えられます。したがって、市販の加工食品に農薬が残留するケースは少ないようです。

輸入加工食品から農薬を検出

一方、海外から輸入された加工食品はどうなのでしょうか？　東京都では、輸入食品についても毎年検査を行っています。2017年度の検査で対象になったのは、野菜や果実、穀類、豆類およびこれらの加工食品などで、検査数は491品目。生産国の上位5か国は、アメリカ、中国、フィリピン、メキシコ、タイでした。

このうち、農薬が検出されたのは151品目（30・8％）。そして、残留基準または一律基準を超えていたのは、タイ産のスナックエンドウ（生鮮）とポーランド産のグリンピース（冷凍）の2品目でした。

この調査では、果実加工品10品目、野菜加工品12品目、清涼飲料水3品目が検査され、中国産の野菜加工品1品目から殺菌剤のジエントフェンカルブが0・01ppm検出されましたが、基準を超えてはいませんでした。

2016年度の検査では、同様に492品目が検査され、168品目（34・1％）から農薬が検出され、ベルギー産のチコリ1品目が一律基準を超えていました。

この調査では、野菜加工品15品目、果実加工品15品目、穀類加工品2品目が検査され、イギリス産の穀類加工品から殺虫剤のピペルニルブトキシドと臭素、ドイツ産の穀類加工品から臭素が検出されましたが、基準は超えていませんでした。

各コンビニ店が保存料と合成着色料を使わなくなった理由

現在、各コンビニ店で売られているおにぎりやお弁当には、保存料と合成着色料は使われていませんが、これをいち早く実施したのは、セブン-イレブンでした。

セブン-イレブンでは、2001年10月から、おにぎりやお弁当、サンドイッチ、菓子パンなどのPB（プライベートブランド）150アイテムについて、保存料と合成着色料の使用をやめました。そのため、ローソンやファミリーマートなどもセブン-イレブンと足並みをそろえざるを得なくなり、PBのお弁当やおにぎりなどについて、次々に保存料と合成着色料の使用をやめていったのです。

ところで、私と3人の執筆者で書いた『買ってはいけない』（金曜日刊）という本が1999年5月に発行され、爆発的に売れて200万部を突破しましたが、そのなかで私はセブン-イレブンのおにぎりを取り上げました。そしてそれに使われている保存料と合成着色料のタール色素の危険性を指摘しました。それから、2年半後にセブン-イレブンは、保存料と合成着色料の使用をやめたのです。

これは、大変大きな決断だったと思います。おにぎりやお弁当など

column 4

のご飯物は腐りやすく、それを防ぐために保存料が必要であり、また、具材の明太子やたらこなどを鮮やかな色に保つためには合成着色料が必要だったからです。保存料の使用をやめたことで、もしもおにぎりやお弁当が原因の食中毒が一店舗でも発生すれば、セブン-イレブン全体の責任となり、売り上げは急落する心配がありました。

ただし、この決断は消費者にはとても歓迎されたようで、実施後にセブン-イレブンに聞いたところ、「今回の取り組みについては、大変好評で、直接お店に、またお電話やお手紙によるお客様からのご支持を数多くただいております」という答えが返ってきました。

結局、この決断は、セブン-イレブンにとっても消費者にとってもメリットのあるものだったのです。今後とも、各コンビニには、こうした消費者にとってプラスになる英断を期待したいものです。

おわりに

子どもは常に成長を続けています。つまり、体の細胞は分裂を繰り返し、各臓器や組織が発達し続けているのです。それは、大人になるための基礎作りといえます。

そうした成長の時期には、体は食品の影響を強く受けることになります。もし何らかの発がん性物質が体内に入ってきた場合、それが細胞の遺伝子に悪影響をもたらし、がんの引き金になる可能性があります。

また、タール色素のような異物が入ってきた場合、それが原因で蕁麻疹などのアレルギーが発生することがあります。

さらに、肝臓や腎臓、胃や腸などの消化器、免疫やホルモンなどのシステムも、化学物質の影響で機能が低下する心配があります。

ですから、子どもにはなるべく純粋な食品を食べさせたいところですが、何しろ現代は環境中に化学物質が充満し、食品にも添加物や残留農薬などが含まれているので、なかなかそういうわけにもいきません。

そんな状況の中でまずできることは、危険性が高いと分かっている添加物を、子どもができるだけ摂らないように注意することだと思います。

市販の食品には必ず原材料名が表示され、その中に添加物が示されていますから、それを見れば危険性の高い添加物が入っているかどうかは、誰でも分かります。ですから、そういう添加物を避けることは可能なのです。それが親としてのせめてもの役目でしょう。

残念ながら多くの企業は利益を上げることばかりを考えていて、子どもの体のことなどほとんど考えていないようです。それならば、親が子どもの体のことを考えて、食品の選択をしていかなければなりません。本書がその一助になれば幸いです。

なお、本書の編集・制作にあたっては、大和書房編集部の油利可奈さんに労をとっていただきました。この場を借りて、感謝の意を表したいと思います。

2020年2月　渡辺雄二

本作品は二〇一七年一一月に小社より刊行された
同タイトルの単行本に加筆、修正をしたものです。
商品情報は二〇二〇年二月現在のものです。

渡辺雄二（わたなべ・ゆうじ）
1954年生まれ、栃木県宇都宮市出身。千葉大学工学部合成化学科卒業。消費生活問題紙の記者をへて、1982年にフリーの科学ジャーナリストとなる。食品・環境・医療・バイオテクノロジーなどの諸問題を消費者の視点で提起し続け、雑誌や新聞に精力的に執筆。とりわけ食品添加物、合成洗剤、遺伝子組み換え食品に造詣が深く、全国各地で講演もおこなっている。
著書には『「食べてはいけない」「食べてもいい」添加物』『コンビニの「買ってはいけない」「買ってもいい」食品』（以上、大和書房）、『買ってはいけない飲み物・お菓子 買ってもいい飲み物・お菓子』『買ってはいけない調味料 買ってもいい調味料』『買ってはいけないインスタント食品 買ってもいいインスタント食品』（以上、だいわ文庫）、『加工食品の危険度調べました』（三才ブックス）、『食べるなら、どっち!?』（サンクチュアリ出版）、ミリオンセラーとなった『買ってはいけない』（共著、金曜日）などがある。

だいわ文庫

子《こ》どもに「買《か》ってはいけない」「買《か》ってもいい」食品《しょくひん》

著者 渡辺雄二《わたなべゆうじ》

二〇二〇年三月一五日第一刷発行

発行者 佐藤 靖
発行所 大和《だいわ》書房
東京都文京区関口一-三三-四 〒一一二-〇〇一四
電話 〇三-三二〇三-四五一一

フォーマットデザイン 鈴木成一デザイン室
本文デザイン 福田和雄（FUKUDA DESIGN）
本文写真 原 幹和、編集部
本文印刷 歩プロセス
カバー印刷 山一印刷
製本 小泉製本

ISBN978-4-479-30806-5
乱丁本・落丁本はお取り替えいたします。
http://www.daiwashobo.co.jp

だいわ文庫の好評既刊

＊渡辺雄二
買ってはいけない飲み物・お菓子
買ってもいい飲み物・お菓子
買ってはいけないシリーズ最新版！　よく食べたり飲んだりしているその飲み物とお菓子は大丈夫？1冊で添加物リテラシーが身につく！
700円
107-9 A

＊渡辺雄二
買ってはいけない健康食品
買ってもいい健康食品
「カロリーオフの飲みものに発がん性の疑いが!?」「大ヒット人気商品にその効果なし!?」……90品目の健康食品に潜むＮＧの数々！
700円
107-8 A

＊渡辺雄二
買ってはいけない調味料
買ってもいい調味料
「調味料はどれも同じでしょ？」「安ければいいや」「カロリーゼロなんて嬉しい」。どれも誤りです。毎日使うものには最新の注意を！
700円
107-7 A

＊渡辺雄二
買ってはいけないインスタント食品
買ってもいいインスタント食品
シリーズ第6弾は、「便利で安い」が「安全性に問題あり」とされるインスタント、レトルト、冷凍食品など１２０点を審査する！
700円
107-6 A

＊渡辺雄二
食べてはいけない添加物　食べてもいい添加物
いまからでも間に合う安全な食べ方
〝食品〟ではない食品添加物の何が危険で何が安全か。毎日食べている添加物を食品別・危険度付きで解説。食品不安の時代に必携！
700円
107-1 A

＊印は書き下ろし

表示価格はすべて本体価格（税別）です。本体価格は変更することがあります。